Jörn Borke · Ariane Gernhardt · Katharina Abs

Babysprechstunde

Jörn Borke · Ariane Gernhardt
Katharina Abs

Babysprechstunde

Antworten auf die wichtigsten Fragen
rund ums Baby

KREUZ

www.kreuz-verlag.de

Umschlaggestaltung: Christian Langohr
Umschlagmotiv: © Mauritius Images
Autorenfotos: © privat
Satz: de·te·pe, Aalen
Druck: fgb · freiburger graphische betriebe
www.fgb.de

Gedruckt auf umweltfreundlichem, chlorfrei gebleichtem Papier
Printed in Germany

ISBN 978-3-7831-3437-7

Inhalt

Vorwort von Prof. Dr. Richard Michaelis

Unsere Gesellschaftsordnung und Kultur haben sich seit etwa 200 Jahren sehr stark verändert. Anders als in früheren oder in heutigen traditionell organisierten Gesellschaften, in denen für Säuglinge und Kleinkinder immer Großeltern oder ältere Personen bereitstanden bzw. noch bereitstehen, die junge Eltern durch ihre Erfahrungen bei der Betreuung und Erziehung des Nachwuchses unterstützen können, sind solche Strukturen besonders in der westlichen Welt weitgehend verlorengegangen: Unsere Kultur setzt auf die persönlichen, individuellen Rechte jedes einzelnen Menschen und auf die Gleichberechtigung von Mann und Frau.

Diese für unsere heutige Lebenswelt positiven und wichtigen Werte haben allerdings zur Folge, dass die größeren familiären Verbindungen und deren Schutz sich weitgehend auflösen und fast nur noch »Kernfamilien« oder Teilfamilien Alleinerziehender übrigbleiben. Damit geht Wissen verloren, das Säuglinge und Kleinkinder zum gesunden Leben und Überleben benötigen.

Die Situation der Kleinfamilien wird zusätzlich dadurch erschwert, dass die Grundlagen unserer Kultur und unserer Lebenswelt sich weiterhin sehr schnell und radikal ändern.

Keine Generation kann ihren Kindern heute all das mitgeben, was für ihr künftiges Leben notwendig werden könnte. Immer wieder Neues zu lernen, gelegentlich auch von unseren Kindern, wird uns daher lebenslang begleiten. Und natürlich möchten Eltern dem eigenen Kind den Weg in das schwierige und komplizierte Leben unserer Kultur, dem sie selbst ausgesetzt sind, ebnen und ihn nicht durch Unwissen verbauen.

Einer der heutigen Ansätze zu ganz direkter Hilfe für junge Eltern wurde in Osnabrück mit der *Babysprechstunde* entwickelt und in die Tat umgesetzt. Auch das schon vor der Geburt anlaufende Osnabrücker Programm *Fit für den Start* bereitet junge Paare auf ihr erstes Kind und auf die neuen Lebenserfahrungen mit ihm vor. Aus dieser sehr praktisch orientierten Arbeit heraus ist dieses Buch für Eltern entstanden, das mit direkten Hilfen bei der Hand ist, entstehende Probleme aufgreift, sie ausführlich und kompetent bespricht und Mut macht, wenn es auch einmal schwierig wird.

Wie sehr sich die Erfahrungen einer direkten Arbeit mit werdenden und jungen Eltern bezahlt und bemerkbar machen, unterscheidet dieses Buch von vielen anderen und macht es zu einem ganz besonderen seiner Art. Jörn Borke, Ariane Gernhardt und Katharina Abs haben einen Kommunikationsstil für Eltern gefunden, der mich beeindruckt. Sie sind nahe dran an den Eltern, ohne sich anzubiedern, und gehen mit dem nötigen, nicht immer selbstverständlichen Respekt auf alle Fragen und Schwierigkeiten ein. Ich selbst habe bei der Lektüre bereits einiges gelernt!

Ich wünsche diesem Buch, das jungen Eltern wichtige Kenntnisse über die leiblichen und seelischen Bedürfnisse von Babys und Kleinkindern in unserer Gesellschaft vermittelt, eine weite Verbreitung und viel Erfolg.

Prof. Dr. Richard Michaelis

Vorwort der Autoren

Nun also noch ein weiteres Buch für Eltern. Hier lässt sich durchaus berechtigt fragen, ob das denn tatsächlich nötig ist, ob die Vielfalt an Elternratgebern nicht schon groß und verwirrend genug ist. So gibt es beispielsweise Ratgeber zum Thema Schlafen, die sich in ihren Ideen und Vorschlägen komplett widersprechen. Alle verweisen auf ihre Experten, Studien und Erfolgsgeschichten und untermauern so die jeweilige Ansicht darüber, wie Mutter und Vater es »richtig« machen sollten. Da kann es schnell geschehen, dass Eltern verwirrt sind und nicht mehr wissen, was sie denn nun glauben sollen. Ebenso kann die Tatsache, dass in vielen Buchhandlungen ganze Regale mit Ratgeberliteratur für Eltern zu finden sind, den Eindruck vermitteln, dass das Elternsein wohl etwas sehr Schwieriges sein muss und die Lektüre von vielen Büchern notwendig ist, um diese Aufgabe zu meistern.

Wir haben beim Schreiben dieses Buches versucht, möglichst ideologiefrei zu sein. Dabei waren wir zum einen geleitet durch wissenschaftliche Erkenntnisse aus der Entwicklungspsychologie und hier vor allem aus der kulturvergleichenden Säuglings- und Kleinkindforschung, zum anderen durch unsere langjährigen praktischen Erfahrungen aus Familienberatungen in der *Babysprechstunde Osnabrück*. In dieser Beratungsarbeit ist es uns ein großes Anliegen, die Verschiedenheit von Kindern und deren Familien zu verstehen, zu akzeptieren sowie in die Suche nach möglichen Lösungswegen für schwierige Situationen einzubeziehen: Ein Vorgehen, das in einer Familie und für ein Kind passend und gut ist, funktioniert bei einem anderen Kind oder in einer anderen Familie möglicherweise überhaupt nicht. Daher ist es wichtig, eigene Erfahrungen zu machen, das Kind zu beobachten, kennenzulernen und den Mut zu haben, sich auch auf die eigenen Gefühle und elterlichen Intuitionen zu verlassen. Und wenn man sich einmal vor Augen führt, wie vielfältig der Umgang von Eltern mit ihren Kindern weltweit ist, wird klar, dass es generell für Eltern sehr viele ausreichend gute und erfolgreiche Wege gibt. Wir haben versucht, diese Vielfalt in diesem Buch abzubilden und ihr gerecht zu werden.

Da wir Autoren – ebenso wie die Mütter und Väter, an die sich dieses Buch richtet – selbst in einer westlichen Kultur aufgewachsen und durch diese mitgeprägt sind, enthält dieses Buch natürlich vorwiegend Erziehungsideen und Anregungen, die geeignet sind, Kinder auf das Leben in unserer westlichen Welt vorzubereiten. Es soll Eltern eine Orientierung bei Fragen geben, die sich während der Zeit des Überganges zur Elternschaft und der ersten Jahre mit ihrem Kind häufig stellen. Dazu haben wir Informationen, die aus unserer Sicht wichtig und hilfreich sind, zusammengetragen und um Beispielgeschichten aus Familien ergänzt. Diese erdachten Familienkonstellationen (auch die dazugehörigen Namen sind erdacht) sollen die jeweiligen Inhalte mit noch mehr Leben füllen und sind inspiriert von unserer langjährigen Arbeit mit Familien. Wir möchten Sie dazu einladen, dieses Buch so zu verwenden, dass Sie sich aus den jeweiligen Kapiteln das herausnehmen, was für *Sie* und Ihre Familie nützlich ist, was Ihnen und Ihrer Familie hilft und Ihnen mehr Klarheit verschafft. Unsere Vorschläge sind vor allem als Anregungen zu verstehen und können Sie dabei unterstützen, Ihr familiäres Zusammenleben zu gestalten, zu ergänzen und Verunsicherungen aufzulösen. Jedes Kind und jede Familie ist einzigartig. So kann es durchaus sein, dass Sie beim

Lesen eines bestimmten Abschnitts manche der genannten Aspekte anders sehen oder bewerten. Möglicherweise passen diese Aussagen auch nicht zu Ihrer aktuellen Familiensituation. Solange das Wohl des Kindes bzw. der Familie dabei im Vordergrund steht, möchten wir Sie, wie gesagt, eben auch dazu ermutigen, auf Ihre eigenen Ideen als Eltern zu hören. Schließlich ist ein Buch nicht der Weisheit letzter Schluss.

Wir wünschen Ihnen und Ihrer Familie von Herzen alles Gute und freuen uns darüber, dass wir Sie mit unseren Erfahrungen auf Ihrem Weg unterstützen dürfen.

Osnabrück, im Januar 2010

Jörn Borke,
Ariane Gernhardt
& Katharina Abs

1. Wie vollzieht sich kindliche Entwicklung?

Was ist wichtig beim Start ins Leben? Was können Sie als Eltern in der ersten Zeit für Ihr Kind tun? Um hier den für Sie und Ihre Familie passenden Weg zu finden ist es hilfreich, einen näheren Blick darauf zu werfen, wie sich die kindliche Entwicklung gestaltet und in welchen festen Rahmenbedingungen und variantenreichen Ausprägungen sie abläuft. In diesem Kapitel möchten wir daher auf ein paar Grundlagen der Entwicklung eingehen. Ihre Kenntnis ist aus unserer Sicht wichtig und hilfreich und bildet den Hintergrund für unsere Arbeitsweise. Naturgemäß ist diese Einführung daher etwas theoretischer und abstrakter als die anderen Kapitel dieses Buches, in denen es um alltägliche Fragen und konkrete Handlungsmöglichkeiten geht.

Wie alle anderen Lebewesen auch, entwickeln wir Menschen uns während des gesamten Lebens. Schon im Mutterleib finden erste wichtige Entwicklungsschritte statt, und natürlich verändern und entwickeln wir uns auch noch im Alter. Neben den körperlichen Veränderungen lernen wir permanent Neues hinzu und machen auch durch den Umgang mit anderen Menschen Erfahrungen, die unsere Entwicklung ständig beeinflussen.

Nun gibt es im Leben des Menschen aber durchaus Phasen, in denen er sich mehr oder weniger intensiv entwickelt; und auch die jeweils zu bewältigenden Entwicklungsherausforderungen unterscheiden sich je nach Alter.

Die ersten drei Jahre sind ein Lebensabschnitt, in dem sich einerseits sehr große körperliche Veränderungen vollziehen, sich andererseits aber auch die motorischen, emotionalen und sozialen Fähigkeiten sowie die sprachlichen Möglichkeiten sehr stark entwickeln.

Aber nicht nur das. Schon Sigmund Freud hat die besondere Bedeutung der ersten Lebensjahre für die psychische Gesundheit im gesamten Leben herausgestellt, und auch neuere wissenschaftliche Untersuchungen – beispielsweise im Rahmen der sogenannten Bindungstheorie – sowie Erkenntnisse der Hirnforschung können dies bestätigen.

In den ersten Lebensjahren werden viele Weichen für das weitere Leben gestellt. Ungünstige Erfahrungen oder ein »schwieriger Start« können zwar ein Leben lang durch neue und positive Erfahrungen korrigiert werden. Um diese Weichen später noch einmal neu zu stellen, braucht es jedoch häufig ein größeres Maß an Arbeit, Zeit und Anstrengung als noch in jungen Jahren.

Im Laufe der Evolution haben sich über Jahrmillionen universelle Entwicklungsschritte herausgebildet, die sich für das Überleben sowie für ein erfolgreiches Erwachsenwerden als am besten geeignet erwiesen haben. Jeder Entwicklungsschritt ist jeweils mit bestimmten Entwicklungsaufgaben verbunden, d.h., Menschen in bestimmten Altersphasen verändern sich und eignen sich z.B. neue Fähigkeiten an, um für die Bewältigung nachfolgender Entwicklungsaufgaben gut gerüstet zu sein und neue Entwicklungsschritte meistern zu können. Diese sind auf der ganzen Welt identisch und können daher als universell für die Menschheit betrachtet werden.[1, 2]

Die erste wichtige Entwicklungsaufgabe nach der Geburt ist der Aufbau einer oder mehrerer Bindungsbeziehungen (in der Regel zu den Eltern). Durch eine gut abgestimmte und befriedigende Beziehung zu den Bezugspersonen wird dem Kind ein Gefühl von Sicherheit und Vertrauen vermittelt – die Grundlage für das, was man als

Urvertrauen bezeichnet. Mit etwa drei Monaten hat sich bereits eine erste Form der Beziehung gebildet.[3]

Eine zweite universelle Entwicklungsaufgabe besteht in der Hinwendung zur Außenwelt und in der Aufnahme von Kontakten zu anderen Kindern oder Erwachsenen. Besteht erst eine sichere Beziehung zu den Bezugspersonen, öffnen sich Kinder zunehmend der Welt um sie herum und lernen immer besser, sich in ihr zu orientieren. Um immer wieder aufs Neue unbekannte Umgebungen oder fremde Personen erkunden zu können, brauchen Kinder anfangs noch die ständige Nähe ihrer Bezugspersonen, bei denen sie Sicherheit »auftanken« können.[4] Mit der Zeit ist diese Anwesenheit der Bezugspersonen immer weniger notwendig, bis sie spätestens mit der beginnenden Pubertät sogar teilweise als störend oder peinlich empfunden wird. Es ist also gut, wenn Eltern ihren Kindern in den ersten drei Jahren viel Nähe und Sicherheit geben. Sie sollten aber auch sensibel für Signale von Selbstständigkeit und dementsprechende Wünsche des Kindes sein und sich mit dessen fortschreitender Entwicklung (wenn es z. B. etwas schon selber machen möchte) zurücknehmen können.

Weitere wichtige Entwicklungsschritte während der ersten drei Lebensjahre sind das Erlernen des freien Gehens, das Erlernen der Sprache und der Erwerb eines Bewusstseins davon, eine eigene Person zu sein, also ein sogenanntes Selbstkonzept auszubilden.

Um diese weltweit gleichen Entwicklungsaufgaben bewältigen zu können, können Kinder sehr unterschiedliche Wege einschlagen, die alle Ausdruck einer förderlichen und gesunden Entwicklung sind.[2] So entwickeln sich manche Kinder schneller und andere langsamer. Für das freie Gehen lässt sich beispielsweise zeigen, dass manche Kinder schon mit etwa 9 Monaten die ersten Schritte machen, andere hingegen erst mit etwa 19 Monaten (für eine detaillierte Auflistung der jeweiligen Spannbreiten der normalen Entwicklung ist das Buch *Babyjahre* des Kinderarztes Remo Largo zu empfehlen)[5]. Häufig entwickeln sich Kinder in manchen Bereichen schneller und in anderen langsamer. In vielen Fällen besteht zum Beispiel ein Unterschied zwischen dem Tempo der motorischen und der sprachlichen Entwicklung. Es gibt Kinder, die sehr früh laufen können und klettern möchten, die aber etwas später anfangen zu sprechen, und solche, bei denen dies umgekehrt ist. Andere wiederum sind in beiden Bereichen schon früh recht weit, wieder andere entwickeln sich in beiden Bereichen eher spät.

Aber nicht nur der Zeitpunkt der Bewältigung einzelner Entwicklungsaufgaben unterscheidet sich, sondern auch deren Ablauf. So beschreibt der Entwicklungsneurologe Richard Michaelis, wie unterschiedlich die Abfolge der einzelnen Stufen aussehen kann, die zum freien Gehen führen.[6] Demnach folgt das Erlernen von Krabbeln, Sitzen und Gehen mit Festhalten als Vorläuferfähigkeiten des Laufens keinem starren Entwicklungsfahrplan. Eine Variation der Reihenfolge ist mitunter sehr ausgeprägt – bis dahin, dass manche Kinder auch ganze Stufen auslassen. Diese Variabilität konnte ebenso für andere Bereiche gezeigt werden. Die Entwicklungspsychologin Gisela Szagun beschreibt z. B. verschiedene Abläufe beim Spracherwerb, die trotz sehr unterschiedlicher Strategien und Spracherwerbsstile dennoch alle zum Ziel führen.[7] Solche Unterschiede können meist nicht mittels Entwicklungstabellen, die einen vermeintlich festen Ablauf abbilden, dargestellt werden. Mittlerweile geht man davon aus, dass diese großen Differenzen zum Teil genetisch bedingt sind, als Ausdruck einer evolutionären Errungenschaft, die es dem Menschen ermöglicht, sich an sehr unterschiedliche Umgebungen erfolgreich anzupassen.

Neben diesen Differenzen zwischen einzelnen Kindern bestehen aber auch große kulturelle Unterschiede darin, zu welchem Zeitpunkt und in welcher Reihenfolge Kinder etwas erwerben bzw. erlernen. Wie die Entwicklungspsychologin Heidi Keller zeigen konnte, hängen solche »unterschiedlichen Entwicklungspfade« von Kindern verschiedener Kulturen eng mit den elterlichen Erziehungszielen, den Vorstellungen von richtiger Erziehung und dem tatsächlichen Elternverhalten zusammen.[8,9]

Während beispielsweise in traditionellen nicht-westlichen Kulturen (z. B. in Asien oder Afrika) mehr Wert auf familiäre Gemeinsamkeit und Nähe gelegt und Gehorsamkeit gefordert wird, steht in westlichen Kulturen eher die frühe Selbstständigkeit und Entfaltung der eigenen Persönlichkeit im Mittelpunkt. Gemäß dieser Zielvorstellungen gehen Eltern unterschiedlich mit ihren Säuglingen um. Eltern aus vielen nicht-westlichen Kulturen tragen ihre Kinder beispielsweise Tag und Nacht am Körper, stillen sehr häufig und geben schon früh Anweisungen. Dagegen versuchen Eltern aus westlichen Kulturen durch viel Blickkontakt und Interaktion, während derer sie auf die Initiative des Kindes warten, die Selbstwirksamkeit ihres Kindes und seine eigenen Ideen zu bekräftigen. Diese unterschiedlichen »kulturellen Orientierungen« (und ihre in vielen Formen vorhandenen Mischformen) beeinflussen die gesamte Lebensgestaltung und werden von Eltern intuitiv angewendet, d. h., ohne es lernen oder sich allzu viele Gedanken darüber machen zu müssen. Auf diese Weise werden Kinder gut auf das Umfeld vorbereitet, in dem sie groß werden und ihr Leben verbringen. Es ist uns wichtig zu betonen, dass der eine Weg nicht besser oder schlechter als der andere ist. In wissenschaftlichen Untersuchungen konnte mehrfach gezeigt werden, dass die jeweiligen elterlichen Vorstellungen und

Verhaltensweisen für das betreffende kulturelle Umfeld passend sind. Schwierigkeiten können beispielsweise dann entstehen, wenn Eltern in ein Umfeld ziehen, in dem die vertrauten und in der Ursprungskultur mehrheitlich vertretenen Erziehungsstrategien nicht mehr denen der Mehrheit der Gesellschaft entsprechen.

Natürlich bestehen kulturelle Unterschiede aber nicht nur zwischen Menschen aus sehr verschiedenen Ländern (hier werden sie häufig besonders deutlich), sondern auch innerhalb eines Landes, innerhalb einer Stadt und streng genommen letztendlich zwischen allen Familien, je nach Sozialisation, Lebensumständen und Persönlichkeit. Es sollte Eltern daher nicht verunsichern, wenn sie von anderen Eltern oder durch Zeitschriften und Ratgeber mit Umgangsweisen konfrontiert werden, die ihnen selbst fremd sind. Die Bandbreite guter Erziehungsstrategien ist sehr vielfältig. Wenn Sie sich als Eltern in einer Situation wohlfühlen und den Eindruck haben, dass es Ihrem Kind gut geht, dann können Sie darauf vertrauen, dass diese auch für Sie als Familie passend ist.

Neben den individuellen und kulturellen Unterschieden trägt noch ein weiterer Faktor dazu bei, dass die kindliche Entwicklung keinem einfach vorhersagbaren Weg folgt. Entwicklung von Kindern findet ganz maßgeblich in der Begegnung statt, also in der gemeinsamen Interaktion mit den Eltern und mit allen nahen Bezugspersonen. Da Menschen keine Maschinen sind, bei denen man präzise bestimmen kann, durch welche Art von Input man welche Art von Output erhält, kann man nie genau vorhersehen, wie genau sich bestimmte Erziehungsmaßnahmen oder ein bestimmter Umgang mit dem Kind auswirken werden. Entwicklung von Kindern unterliegt zudem immer sehr vielen Einflussfaktoren (Anzahl der Bezugspersonen, gesellschaftliche Verhältnisse, klimatische Bedingungen, Wohnqualität, Wirtschaftslage), die wiederum alle miteinander in Beziehung stehen und wechselseitig aufeinander einwirken. Dies hat zur Folge, dass man niemals genau festlegen kann, wo der Anfang einer möglicherweise schwierigen Entwicklung liegt, und erst recht nicht, wer diese verursacht hat. Es sind alle beteiligt, aber niemand ist alleine verantwortlich.

Eltern können also nie hundertprozentig planen, wie genau sich die Beziehung zu ihrem Kind und dessen Entwicklung gestalten, auch wenn sie sich noch so viele Gedanken darüber machen und alles ganz genau durchorganisieren.[10]

Die kindliche Entwicklung verläuft also aus mehreren Gründen sehr variantenreich, und eine normale Entwicklung kann demzufolge auch sehr unterschiedlich aussehen. Dies kann Eltern auf der einen Seite beruhigen und soll ihnen Mut machen, den für ihre eigene Familie passenden Weg zu finden. Auf der anderen Seite stellt sich jedoch natürlich auch die Frage, ab wann und unter welchen Bedingungen sich ein Kind nicht mehr normal entwickelt und in bestimmten Bereichen gezielte Unterstützung braucht.

Besonders hilfreich ist hier das von Richard Michaelis beschriebene Konzept der sogenannten *Grenzsteine der Entwicklung*, dem eine andere Herangehensweise zugrunde liegt als den oft zitierten *Entwicklungsmeilensteinen*. Letztere bezeichnen jeweils das Alter, in dem 50 Prozent der Kinder (eines Landes) ein entsprechendes Entwicklungsziel (z.B. das freie Gehen) erreicht haben. Dieses Modell ist insofern problematisch, als es eben auch nahelegt, dass die Hälfte der Kinder dieses Ziel in einem bestimmten Alter noch nicht erreicht hat. Es kann hier also schnell geschehen, dass Kinder mit einer völlig normalen und gesunden Entwicklung fälschlicherweise als rückständig angesehen werden. Die *Grenzsteine der Entwicklung* beschreiben dagegen ein Alter, in dem 90 bis 95 Prozent der Kinder ein bestimmtes Verhalten entwickelt hat. Dieses Kriterium berücksichtigt damit sehr unterschiedliche Entwicklungswege und trägt so dazu bei, dass Eltern sich nicht zu früh und unnötig sorgen. Darüber hinaus stellt es aber auch ein Einordnungssystem zur Verfügung, an dem sich Eltern und Fachleute orientieren können, wenn sie mögliche Entwicklungsschwierigkeiten erkennen möchten. Haben Kinder bis zu dem Alter, das mit den *Grenzsteinen der Entwicklung* für den jeweiligen Entwicklungsaspekt beschrieben wird (z.B. 24 Monate für das freie, sichere und aufrechte Gehen), das entsprechende Verhalten noch nicht entwickelt, so sollte eine genauere Klärung, z.B. durch den Kinderarzt, erfolgen (auch in diesem Fall ist es keinesfalls sicher, dass eine Entwicklungsverzögerung vorliegt) und über mögliche hilfreiche Unterstützungsangebote nachgedacht werden.

Die *Grenzsteine der Entwicklung* für die zentralen Entwicklungsbereiche in den ersten fünf Jahren sind in dem Buch *Die ersten fünf Jahre im Leben eines Kindes* von Richard Michaelis beschrieben.[6]

2. Von der Partnerschaft zur Elternschaft

Was verändert sich beim Übergang von der Partnerschaft zur Elternschaft?

Michael und Vanessa sind seit fünf Jahren ein Paar. Sie haben sich sehr auf ihr erstes Kind gefreut. In vielen Gesprächen und einem gemeinsamen Geburtsvorbereitungskurs haben sie sich auf die neue Lebensphase vorbereitet. Die Schwangerschaft und die Geburt verliefen ohne große Komplikationen und beide sind ein paar Tage nach der Entbindung mit dem Kind wieder nach Hause gegangen. Die Eltern empfinden tiefe Freude über die Geburt und Liebe für den Säugling. Es kommt aber auch zu Spannungen und Schwierigkeiten. Sowohl für die Mutter, die tagsüber mit dem Kind allein zu Hause ist, als auch für den Vater, der aushäusig arbeitet und versucht, seine Frau am Abend und an den Wochenenden zu entlasten, verändern sich der Tagesablauf und die Struktur des ganzen Lebens. Vanessa wünscht sich manchmal mehr Unterstützung und fühlt sich hin und wieder allein und etwas überfordert. Sie vermisst ihre Arbeit, die freie Zeit für sich und das Ausgehen mit Freundinnen. Michael ist des Öfteren hin- und hergerissen zwischen dem Beruf und dem Vatersein. Er möchte die Familie gut versorgen, aber auch möglichst viel Zeit mit seinem Kind verbringen. Außerdem fehlt ihm die Zeit allein mit seiner Frau, und er fühlt sich zu Hause manchmal durch die enge Beziehung, die er zwischen Vanessa und dem Kind wahrnimmt, ausgeschlossen. Sowohl Michael als auch Vanessa überkommen neben all der Freude über das Kind und die neue Situa-

tion manchmal Fragen wie: »Haben wir uns nicht gut auf die Zeit mit dem Kind vorbereitet?«, »Sind wir noch nicht reif genug für Kinder?«, »Ist unsere Beziehung nicht stabil genug, um eine Familie zu gründen?« und »Ist unsere Beziehung gefährdet?«

Im Leben von Menschen kommt es immer wieder zu Phasen des Übergangs. Diese Phasen sind wichtig, da hier bedeutende Veränderungs- und Entwicklungsprozesse stattfinden. Nun gehen Übergange zwangsläufig aber auch immer mit Verunsicherungen und möglicherweise auch Ängsten einher, da etwas Neues beginnt und bekannte Strategien, Gewohnheiten und Verhaltensweisen teilweise nicht mehr angemessen sind. Um sich der veränderten Situation anpassen und sich in ihr wohlfühlen zu können, müssen neue Umgangsformen entwickelt werden. In vielen Kulturen bestehen hier Initiationsriten, um feste und klar geregelte Übergänge zu gestalten. So wird beispielsweise bei den Fulani im westlichen Afrika eine sehr aufwendige Namensgebungszeremonie gefeiert, an der das gesamte Dorf beteiligt ist und durch die das Kind erst zu einer wirklichen Person wird.[1] Symbolische Handlungen wie diese lassen zwar wenig Spielraum für Individualität, können dafür aber wirksam Ängste reduzieren. Vergleichbare Riten in unserer Gesellschaft, wie beispielsweise die Taufe in der christlichen Kultur, erfüllen diese Funktion heute nur noch in sehr abgeschwächter Form. Dies ermöglicht einerseits eine individuelle Anpassung an die jeweiligen Bedürfnisse der Beteiligten, erhöht andererseits aber eben auch die Verunsicherung.

Je nach persönlicher Vorgeschichte und aktueller Lage erleben Menschen bedeutsame Übergänge in ihrem Leben sehr unterschiedlich: manchmal als vorwiegend befriedigend und erfüllend, manchmal als verunsichernd und belastend und in einigen Fällen eben auch beides gleichzeitig.[2]

Beim Übergang von der Partnerschaft zur Elternschaft wird aus einer Zweierbeziehung eine Beziehung zu dritt. Ein neues Familienmitglied kommt hinzu, und es beginnt eine Phase des gegenseitigen Kennenlernens. Die Tagesabläufe von Mutter und Vater verändern sich sehr tiefgreifend, und in den meisten Bereichen ist erst einmal nichts mehr so, wie es vorher war. In vielen Fällen bleibt nur noch wenig Zeit zu zweit als Paar; gemeinsame Freizeitaktivitäten sind oft nur noch sehr schwer oder gar nicht zu realisieren, und auch das Organisieren von Terminen wird häufig aufwendiger und komplexer.[3] Auch in der Sexualität kann es zu vorübergehenden Veränderungen, wie z. B. nachlassendem Interesse eines Partners, kommen.

Neben all der Freude über das Ereignis der Geburt stehen die Eltern also auch vor oft ungeahnten, aber eben völlig normalen Herausforderungen, zumal in immer weniger Fällen eine Großfamilie präsent ist, die zur Entlastung und Unterstützung dauerhaft zur Verfügung steht. Belastungen oder Schwierigkeiten nach der Geburt des ersten Kindes sind deshalb keineswegs auf Unreife oder eine ungenügende Vorbereitung zurückzuführen, sondern sie sind in vielen Fällen eine normale (und vorübergehende) Reaktion auf einen Anpassungsprozess.[4]

Darüber hinaus können Väter und Mütter sehr unterschiedlich empfinden und reagieren. Bei einigen Müttern kann es aufgrund von starken hormonellen Veränderungen zu Phasen mehr oder weniger ausgeprägter dysphorischer Zustände kommen (Zustände von Niedergeschlagenheit und Deprimiertheit, auch »Baby-Blues« genannt).[5] Diese Belastungen können durch die Herausforderungen, die der Übergangsprozess mit sich bringt, noch verstärkt werden. In vielen Fällen entspannt sich die Lage in den ersten Wochen aber wieder, vor allem, wenn der Partner und das soziale Umfeld als verständnisvoll und entlastend wahrgenommen werden. Auch kann es vorkommen, dass die gerade in den ersten Monaten besonders enge Beziehung zwischen Mutter und Kind (insbesondere, wenn das Elternpaar eine traditionelle Rollenverteilung praktiziert) für den Vater mit gewissen Gefühlen der Kränkung im Sinne einer erlebten Distanz zu Mutter und Kind einhergeht. Davon sollte sich der Vater aber nicht verunsichern lassen. Vielmehr kommt ihm in dieser Phase die wichtige Bedeutung zu, dem Kind zu vermitteln, dass es neben der Mutter noch weitere nahe Bezugspersonen gibt, die ebenso liebevoll, aber eben auch anders reagieren. So kann das Kind schon früh lernen, enge Beziehungen zu verschiedenen Personen aufzubauen. Studien zeigen, dass Väter genauso wie Mütter intuitiv in der Lage sind, gut und förderlich mit einem Säugling in Kontakt zu treten, und dass die Beziehungsqualität zu beiden für die Entwicklung des Kindes sehr wichtig ist.[6,7] Die Väter sind also keinesfalls weniger wichtig, auch wenn sie in den ersten Monaten eventuell weniger direkten Kontakt mit dem Kind haben. Ebenso ist es völlig normal, dass Kinder, wenn sie etwas älter sind, wechselnde Präferenzen zeigen und bevorzugt Kontakt zum einen oder anderen Elternteil haben. So kann es sein, dass mal nur die Mutter die Windel wechseln soll und an anderen Tagen nur der Vater das Zubettbringen übernehmen darf. Diese wechselnden Vorlieben sollten Eltern nicht als Zurückweisung oder Ablehnung einem Elternteil gegenüber verstehen. Sie sind eher Ausdruck eines spielerischen Erprobens eigener Wünsche und des Umgangs mit spontanen Empfindungen. In vielen Familien kommt dem Vater zusätzlich die wichtige Bedeutung zu, für die finanzielle Absicherung zu sorgen. Dies kann manchmal dazu führen, dass er sich nun verstärkt im Beruf engagiert, um der gestiegenen Verantwortung gerecht zu werden, während die Mutter dies möglicherweise eher als eine Art Rückzug erlebt. Hier kann es zu Spannungen kommen, die Missverständnisse und Konflikte zwischen dem Elternpaar verstärken können. Die Mutter fühlt sich möglicherweise zunehmend allein gelassen und der Vater vermisst eventuell Anerkennung für seine Rolle als Familienernährer. Da beide eigentlich nur das Beste für die Familie wollen, sollten Eltern offen aufeinander zugehen und sich über die jeweiligen Wünsche und Empfindungen austauschen. Dann können sich diese Schwierigkeiten oftmals schnell klären lassen.

Natürlich bestehen neben der traditionellen Rollenverteilung noch viele andere Möglichkeiten, die erste Zeit mit dem Kind zu gestalten (der Vater bleibt zu Hause und die Mutter arbeitet außer Haus, beides wird zwischen den Eltern geteilt, es werden schon früh andere Familienmitglieder oder Fachkräfte mit einbezogen; siehe dazu auch *Betreuung von Säuglingen und Kleinkindern außerhalb der Familie*, S. 115). Auch hier gilt, dass die Eltern sich in Ruhe darüber verständigen sollten, was sie möchten, was realistisch und möglich ist und wie dies am besten umgesetzt werden kann. Je zufriedener die Eltern mit der jeweils gefundenen Aufteilung sind, umso ausgeglichener werden sie vermutlich auf das Kind zugehen können.

Zusammenfassend lässt sich festhalten, dass der Übergang zur Elternschaft eine tiefgreifende Veränderung im Leben von Menschen darstellt und es völlig normal ist, wenn zwischenzeitlich bei einem Elternteil oder in der Paarbeziehung auch Irritationen und Belastungen auftreten. Besonders hilfreich sind für viele Eltern der gemeinsame Austausch, das Verständnis und die Unterstützung des Partners. Sollten die Phasen depressiver Verstimmungen oder die Spannungen in der Partnerschaft allerdings länger anhalten und sich verfestigen oder ausweiten, dann ist es ratsam, sich Unterstützung bei Beratungsstellen oder Therapeuten zu suchen. Dabei sollten Eltern kein schlechtes Gewissen haben, denn ein Kind großzuziehen ist zweifellos eine komplexe und nicht unbedingt einfache Aufgabe. Hilfe und Unterstützung in Anspruch zu nehmen ist daher auch ein Zeichen von Verantwortungsbewusstsein und zeigt, dass man die Elternschaft ernst nimmt.

Sind Mutter- und Vaterliebe »angeboren«?

Doris hat sich sehr auf ihr erstes Kind gefreut. Als dann der Moment der Geburt gekommen ist und sie ihr Baby zum ersten Mal sehen und spüren kann, ist dies ein sehr intensiver und schöner Moment. Allerdings fühlt sie sich auch etwas verunsichert, da ihr das Kind trotz der Freude noch unvertraut und fremd erscheint und sie nicht unbedingt von tiefer Liebe überwältigt ist, so wie sie dies erwartet und schon häufig gelesen hat. Sie macht sich Sorgen und fragt sich, ob bei ihr etwas nicht stimmt.

Was genau Mutter- oder Vaterliebe ist, ob sie angeboren ist oder erlernt werden muss, wird vielfach und kontrovers diskutiert. Unter Mutter- bzw. Vaterliebe versteht man das Gefühl von Vertrautheit und tiefer Verbundenheit mit dem Kind sowie die Bereitschaft, sich intensiv und aufopferungsvoll um dessen physisches und psychisches Wohl zu kümmern. Aber wie entsteht und entwickelt sich nun dieses Gefühl?

Zunächst kann festgehalten werden, dass es durchaus körperliche und die Geburt begleitende (also gewissermaßen angeborene) Anteile gibt, die die mütterliche oder väterliche Liebe zum Kind mit auslösen und verfestigen. So werden bei der Mutter während des Geburtsvorgangs Endorphine (körpereigene Opiate, die auch als Glückshormone bezeichnet werden) freigesetzt. Sie tragen einerseits dazu bei, dass der Stress und die Schmerzen erträglicher und leichter wieder vergessen werden, andererseits können sie auch zu einem intensiven Gefühl von Euphorie und tiefer Freude dem Kind gegenüber führen. Zudem steigt die im Körper ausgeschüttete Menge des Hormons Oxytocin an. Dieses Hormon, umgangssprachlich auch Kuschelhormon genannt, bewirkt eine tiefe Verbundenheit und Zuneigung. Oxytocin wird aber nicht nur während der Geburt ausgeschüttet, sondern immer dann, wenn besondere Nähe entsteht, beispielsweise beim Stillen, Küssen und in anderen Situationen mit gemeinsamem Körper- und Hautkontakt. Ebenso lassen sich bei den Vätern in der Zeit nach der Geburt hormonelle Veränderungen beobachten, wenn auch in geringerem Ausmaß als bei den Müttern. So steigt bei ihnen in den ersten Monaten nach der Geburt der Anteil weiblicher Hormone an, während der Anteil männlicher Hormone sinkt. Dies kann zum Teil darauf zurückgeführt werden, dass der Körperkontakt mit dem Säugling auch beim Vater einen Anstieg des Hormons Oxytocin auslöst.[8]

Des Weiteren spielen beim Thema Mutter- und Vaterliebe aber auch Erfahrungen, Lernen und das gegenseitige Kennenlernen eine sehr bedeutsame Rolle. Wie bei den meisten höher entwickelten Säugetieren hat sich dies auch beim Menschen als nützlich erwiesen, um flexibler auf unterschiedliche Situationen reagieren zu können. Auch ist dies möglicherweise eine Art Schutzmechanismus, der sich entwickelt hat, um mit einer in früheren Zeiten (und in vielen Teilen der Welt nach wie vor vorherrschenden) hohen Kindersterblichkeitsrate umzugehen. Das heißt, die Mutter- oder Vaterliebe ist in aller Regel nicht sofort vollendet vorhanden, sondern sie entwickelt sich, unterstützt durch körperliche Prozesse, in der Interaktion mit dem Kind. So ist beispielsweise zu erklären, dass sich auch bei einem Kaiserschnitt und der damit verbundenen anfänglichen Trennung von Mutter und Kind in gleicher Weise eine enge Mutterbeziehung und -liebe zum Kind entwickelt. Ebenso kann sich diese Liebe zwischen Kindern und genetisch nicht verwandten Bezugspersonen aufbauen, wie dies beispielsweise bei Adoptiveltern der Fall ist.[9]

Elternliebe braucht also in der Regel auch Zeit, um sich entwickeln zu können. Es ist daher völlig normal und kein Grund zur Beunruhigung, wenn Ihnen Ihr Kind am Anfang fremd vorkommt und Sie vielleicht noch keine tiefe Liebe spüren. Möglicherweise sieht Ihr Kind auch anders aus, als Sie sich das in der Fantasie vorgestellt haben, oder es hat überraschenderweise das andere Geschlecht. Wie bei jeder Begegnung mit unbekannten Menschen folgt auch hier zunächst eine Phase des gegenseitigen Kennenlernens, in dessen Verlauf die Beziehung zueinander wie auch die emotionale Verbundenheit und Liebe wachsen.

Falls Sie über einen längeren Zeitraum das Gefühl einer größeren Distanz zu Ihrem Kind verspüren und den Eindruck haben, dass sich keine wirkliche Beziehung entwickelt, ist es allerdings ratsam, sich z. B. an eine psychologische Beratungsstelle zu wenden, um sich die Situation näher anzusehen und nach Wegen zu suchen, die den gemeinsamen Beziehungsaufbau unterstützen können.

Was braucht mein Baby in der ersten Zeit?

Vera und Sascha sind relativ bald nach der Entbindung ihrer Tochter aus dem Krankenhaus nach Hause gegangen. Durch einen Geburtsvorbereitungskurs und die Begleitung der Hebamme fühlen sie sich gut auf die Zeit mit ihrem Kind vorbereitet. Doch obwohl die Eltern keine Schwierigkeiten erleben, macht sich bei ihnen zunehmend Unsicherheit breit. Sie möchten ihrer Tochter einen möglichst guten Start bieten und sie in angemessener Form auf das Leben vorbereiten und fragen sich, ob sie genug dafür tun oder ob ihre Tochter noch mehr braucht, um sich gut zu entwickeln.

Neben der Unterstützung und Begleitung bei physiologischen Aspekten (Füttern, Wickeln, Gesundheitsvorsorge etc.) benötigen Säuglinge von Anfang an besonders eines: zuverlässige Bezugspersonen, die Nähe und Wärme vermitteln und mit ihnen in Interaktion treten. Ohne andere Menschen, die mit ihm reden, mit ihm engen Körperkontakt haben, auf seine Signale reagieren und bei Stress Unterstützung geben, ist der Säugling in seiner gesunden Entwicklung massiv gefährdet.[10] Diese direkte Interaktion muss und kann natürlich nicht permanent stattfinden. Sie brauchen beispielsweise kein schlechtes Gewissen haben, wenn Ihr Kind wach und zufrieden auf einer Decke liegt und Sie diese Zeit auch einmal für sich nutzen, um in seiner Nähe eine Tasse Kaffee zu trinken oder Zeitung zu lesen.

In unserem Kulturkreis sind die primären Bezugspersonen vor allem die Mutter und der Vater, aber dieser Kreis lässt sich durchaus erweitern,[11] wie es zum Beispiel in Großfamilien üblich ist. Wichtig für den Säugling ist, dass es mindestens eine Person gibt, die seine Bedürfnisse und Schwierigkeiten erkennt und bei deren Befriedigung bzw. Bewältigung hilft. Um sich dem Säugling adäquat zuzuwenden, sind aber weder außergewöhnliche Fähigkeiten notwendig, die erst erworben werden müssen, noch bedarf es eines besonderen pädagogischen Planes.

Prinzipiell kann man davon ausgehen, dass sowohl Babys als auch Eltern angeborene Kompetenzen mitbringen, die es ihnen ermöglichen, so miteinander zu interagieren, dass dem Säugling die benötigten Erfahrungen vermittelt werden.[11] Diese Kompetenzen sollen im Folgenden etwas genauer erläutert werden:

Schon Säuglinge verfügen über gewisse Fähigkeiten der Selbstregulation, d.h., sie können ihre inneren Prozesse und Empfindungen bis zu einem gewissen Grad selbst regulieren. So drehen sie sich beispielsweise weg, wenn ihnen eine Interaktion zu intensiv geworden ist und sie eine Pause benötigen. Ebenso können sich viele Säuglinge durch das Saugen an der eigenen Hand, am Finger oder an Gegenständen selbst beruhigen. Diese Selbstregulationsfähigkeiten variieren allerdings von Säugling zu Säugling. Manche Babys sind sehr entspannt und nicht so leicht aus der Ruhe zu bringen, andere benötigen sehr viel Unterstützung durch die Eltern, um wieder zur Ruhe oder in den Schlaf zu finden. Diese Unterschiede sind ganz normal und von verschiedenen Faktoren, wie beispielsweise dem Temperament und dem physiologischen Entwicklungsstand des Kindes, abhängig. Der Start ins Familienleben kann daher für manche Eltern leichter und für manche schwieriger sein, wobei ein schwieriger Start nicht bedeutet, dass es auch weiterhin anstrengend bleibt. Langzeitstudien, die sich mit diesem Thema befassen, sind sehr uneinheitlich und zum Teil widersprüchlich. Vermutlich ist dies sehr von der jeweiligen

Familie und ihrer Situation abhängig, und Verallgemeinerungen sind nur sehr begrenzt möglich.

Neben der Fähigkeit zur Selbstregulation verfügen Säuglinge über eine angeborene Bindungsbereitschaft und entwickeln eine enge Beziehung zu den Personen, mit denen sie in der Anfangszeit die meiste Zeit verbringen. Sie sind dann für das Kind besonders wichtige Vertrauenspersonen, bei denen es Liebe, Nähe, aber auch Schutz und Trost sucht.

Darüber hinaus haben Säuglinge von Geburt an kommunikative Fähigkeiten. Sie können durch Glucksen und andere Geräusche Kontakt suchen, schreien, wenn es ihnen nicht gut geht, jemanden ansehen und nach circa sechs Wochen auch gezielt anlächeln. So können sie mit den Bezugspersonen in Kontakt treten, diesen aufrecht erhalten oder beenden.

Wie oben erwähnt, haben aber nicht nur Babys angeborene Fähigkeiten, auch Sie als Mutter bzw. Vater besitzen intuitive elterliche Kompetenzen. Zu diesen Verhaltensweisen, die von dem Ehepaar Papoušek sehr ausführlich erforscht und beschrieben wurden,[12] zählen beispielsweise das Anheben der Tonlage beim Reden, das Wiederholen kindlicher Ausdrücke und Geräusche, das Verlangsamen der Sprache sowie das Annehmen positiver und unterstützender Gesichtsausdrücke. Dabei halten Eltern ihr Kind intuitiv genau in der Position, in der es am schärfsten sehen kann. Es konnte gezeigt werden, dass diese Art, mit dem Kind in Interaktion zu treten, ideal auf die Aufmerksamkeitsmöglichkeiten des Säuglings abgestimmt ist, sein Interesse weckt und ihn bei seiner Entwicklung unterstützt. Diese Fähigkeiten brauchen Sie als Eltern nicht zu erlernen oder zu trainieren. Sie können in der Regel beruhigt davon ausgehen, dass sowohl Sie als auch Ihr Kind schon wissen, wie man gut in den gemeinsamen Kontakt kommt. Diese Interaktion ist, wie erwähnt, neben den notwendigen Versorgungsaufgaben die wichtigste Grundlage für alle Bereiche der psychosozialen und geistigen Entwicklung.

Durch großen Stress oder psychische Belastungen kann es allerdings geschehen, dass der Zugang zu den intuitiven elterlichen Kompetenzen blockiert ist und sie Eltern nicht in vollem Umfang zur Verfügung stehen. Die Begegnung mit dem Säugling ist folglich nicht so gut abgestimmt, was zu Frustrationen auf beiden Seiten führen kann. Wenn der Säugling zudem, wie oben beschrieben, über eher wenige selbstregulatorische Fähigkeiten verfügt, er also einer größeren Unterstützung durch die Eltern bedarf, kann es sein, dass sich negative Interaktionen verfestigen. Die Eltern ihrerseits empfinden das Miteinander mit dem Säugling dann als immer anstrengender und erleben sich selbst als nicht in der Lage, ihr Kind zu beruhigen. Der Säugling wiederum wird möglicherweise immer unruhiger und schreit vielleicht viel mehr, und/oder es treten auch Schwierigkeiten beim Schlafen oder Füttern auf.[13]

In solchen Fällen sollten Sie nach Möglichkeiten der Ruhe und Entspannung suchen, um dann wieder mit mehr Kraft und gelassener auf Ihr Kind zugehen zu können. Auch ist es oftmals hilfreich, sich Unterstützung von Freunden und Familienmitgliedern zu holen. Hier sollten Sie sich nicht scheuen, Hilfe einzufordern und anzunehmen. Mit einem Kind dauerhaft alleine zu sein kann für jeden Menschen sehr anstrengend und fordernd sein. Wenn Sie wenig Entlastungsmöglichkeiten finden und sich eher alleine fühlen, ist es ratsam, eine spezialisierte Beratungsstelle aufzusuchen. Meist kann innerhalb weniger Beratungstermine ein Weg gefunden werden, wie sowohl Sie als auch Ihr Kind wieder entspannter und ruhiger werden.[14]

Immer wieder ist in den Medien, aber auch in Fachdiskussionen die Rede davon, dass Kinder von Anfang an möglichst gut gefördert werden sollten, damit sie später, in einer immer komplexer werdenden Welt, gut zurechtkommen. Diese zum Teil sicherlich gut gemeinten Ideen können Eltern aber auch verunsichern und sie möglicherweise dazu bringen, sich schon allzu früh Gedanken über mögliche Lernspiele, Lernunterstützungen oder Lernförderungen zu machen, die eigentlich nicht notwendig sind und die Kinder unter Umständen sogar überfordern. Der Säugling bzw. das Kleinkind gewinnt wichtige Lernerfahrungen in den ersten Lebensjahren, wie erwähnt, in den alltäglichen Interaktions- und Spielabläufen. In der Regel bedarf es hier keiner gesonderten Förderung und Lernangebotsplanung.

Kann man Babys verwöhnen?

Seit vier Monaten sind Bärbel und Martin Eltern. Ihr Sohn Leon benötigte von Anfang an viel Unterstützung beim Einschlafen und nach aufregenden Ereignissen (z.B. der Begegnung mit unbekannten Menschen). Durch Stillen und/oder engen Körperkontakt gelang es den Eltern aber immer relativ leicht, ihr Kind sowohl zum Schlafen zu bringen als auch es sonst wieder zu beruhigen. Wenn die Nächte einmal schwieriger waren und ein kurzes Streicheln oder Herumtragen nicht ausreichten, um Leon wieder zum Einschlafen zu bringen, nahmen die Eltern Leon mit in ihr Bett, wo er dann meistens beim Stillen einschlief und auch eine relativ ruhige Nacht verbrachte. Bärbel und Martin sind mit dieser Vorgehensweise recht zufrieden und unterstützen Leon gerne zur Beruhigung. Zunehmend verunsichert sie allerdings, dass sowohl die

Großeltern als auch die beste Freundin von Bärbel, die selber drei Kinder hat, davor warnen, Leon zu verwöhnen. Sie befürchten, Leon könnte sich zu sehr an die Unterstützung beim Einschlafen und den engen Kontakt gewöhnen und später nur schwer selbstständig werden.

In unserer westlich geprägten Kultur kommt einer frühen Selbstständigkeit und der individuellen Persönlichkeit von Kindern zunehmende Bedeutung zu. Kinder sollen schon früh darauf vorbereitet werden, sich in einer unübersichtlichen, durch immer weniger Strukturen und Konventionen gekennzeichneten Umwelt zurechtzufinden. Diese Einstellungen werden von Eltern beim Umgang mit Säuglingen und Kleinkindern schon von deren Geburt an und in weiten Teilen unbewusst berücksichtigt. Eltern vermitteln ihren Kindern, dass sie unabhängige Persönlichkeiten sind, mit eigenen Gefühlen, Ideen und Wünschen. Dies wird beispielsweise an der Art deutlich, wie Eltern mit dem Säugling reden: Sie stellen ihm Fragen (»*Hast du Hunger?*«; »*Was hast du denn?*«), warten auf Antwortsignale des Kindes und interpretieren seine Äußerungen und Bewegungen bereits als eigene Ideen und Wünsche (»*Du willst was zu trinken haben, ne?*«; »*Das macht dir Spaß, oder?*«). Diese »partnerschaftliche« Dialogstruktur wie auch andere Verhaltensweisen (z.B. viel Blickkontakt[15]) fördern ein unabhängiges Selbstkonzept und eine frühe Selbstständigkeit.

Einerseits bereiten diese Verhaltensweisen Säuglinge also schon früh auf die Welt vor, in der sie später als Erwachsene leben werden; andererseits wird Säuglingen auf diese Weise aber auch schon sehr früh eine Eigenständigkeit zugestanden bzw. abverlangt, die noch nicht alle Kinder in diesem Alter bewältigen können. Eine deutliche Reduzierung von Körperkontakt mit dem Ziel, dass Kinder schon früh lernen sollten, sich allein zu beschäftigen und in einem eigenen Zimmer zu schlafen, ist möglicherweise gut gemeint und soll das Kind dabei unterstützen, selbstständig zu werden, oft überfordert dies Kinder aber auch und erschwert den gemeinsamen Familienstart manchmal eher. Bei Eltern steckt dahinter häufig einfach die Angst, das Kind zu sehr zu verwöhnen, wobei verwöhnen hier etwas Negatives meint, das dem Kind schadet bzw. für die weitere Erziehung ungünstig ist. Interessanterweise wird das Wort in diesem Zusammenhang nicht positiv gesehen. Man könnte ja auch fragen: »*Wie kann ich mein Kind verwöhnen*?«!

Viel Körperkontakt mit dem Baby zu haben, kindliche Signale sofort zu beachten und unmittelbar auf sie zu reagieren lässt viele Eltern befürchten, dass die Kinder ihnen später auf der Nase herumtanzen und sich diese frühen Annehmlichkeiten so verfestigen, dass sie die Erziehung in späteren Lebensabschnitten erschweren.

Tatsächlich können Babys bereits recht früh Zusammenhänge zwischen Ereignissen begreifen und lernen (zumindest, wenn die beiden Ereignisse sehr schnell aufeinander folgen, etwa 200 bis 800 Millisekunden bei einem drei Monate alten Säugling[16]); sie können aber Schreien oder andere Unmutsäußerungen in den ersten Monaten nicht bewusst einsetzen, um dadurch die Eltern zu beeinflussen (erst ab frühestens sechs Monaten können Kinder anfangen, Strategien zu entwickeln, bei denen das Schreien möglicherweise auch – mehr oder weniger bewusst – mit einem bestimmten Ziel eingesetzt werden kann). Vielmehr drücken Säuglinge durch Schreien und andere Unmutsäußerungen einfach ihr Unwohlsein aus, und es ist für den Säugling eine positive Erfahrung, wenn er erlebt, dass seine Äußerungen wahrgenommen werden und er Unterstützung erfährt. Liebevolle Zuwendung kann das Baby in seiner Selbstwahrnehmung und seinem Vertrauen in die Welt stärken. Eltern brauchen sich also in den ersten Monaten keine Sorgen zu machen, dass sie ihr Kind in einem negativen Sinne verwöhnen könnten. Sicherlich kann es sein, dass dabei Gewöhnungen an Einschlaf- oder Beruhigungsrituale entstehen, die Eltern später als unpassend oder als zu anstrengend erleben. In solchen Fällen kann man aber zu gegebenem Zeitpunkt immer noch planen, wie man dies verändern kann. Wichtig ist generell, dass sich nicht nur der Säugling, sondern auch die Eltern mit der Situation und den Beruhigungs- und Beschäftigungsstrategien wohlfühlen, da dadurch eine gegenseitig gut abgestimmte Interaktion unterstützt wird.

3. Wenn Babys schreien

Warum schreien Babys?

Bei Familie Sander liegen die Nerven blank. Vor allem Frau Sander ist am Ende ihrer Kräfte, denn der vier Monate alte Linus schreit oder quengelt im Durchschnitt vier Stunden pro Tag. Herr Sander kann seine Frau nur wenig unterstützen, da er jeden Tag früh aus dem Haus muss und erst am Abend wieder zurückkommt. Linus ist insgesamt sehr unruhig und zeigt mehrmals am Tag heftige Schreiattacken, die Frau Sander in den wenigsten Fällen schnell unterbrechen kann. Sie fühlt sich überfordert und erschöpft, denn alles, was sie tut, um Linus zu beruhigen, bleibt entweder ohne Erfolg oder verschafft ihr nur eine kurze Ruhepause. Sobald Linus wieder anfängt zu schreien, bricht ihr buchstäblich der Schweiß aus. Sie fühlt sich vollkommen hilflos und fragt sich manchmal sogar, ob sie als Mutter nicht geeignet ist. Mittlerweile scheut sich Frau Sander auch nicht mehr davor, zu ungewöhnlicheren Beruhigungsstrategien zu greifen: Oft fährt sie nachts so lange mit dem Auto durch den Ort, bis Linus eingeschlafen ist, oder stellt in den schlimmeren Phasen den Kindersitz auf die Waschmaschine. Sie ist bereit, alles dafür zu tun, damit dieses schreckliche Schreien endlich aufhört. Obwohl Linus ein absolutes Wunschkind war, möchten die Eltern manchmal am liebsten alles ungeschehen machen.

Schreien, Weinen und Quengeln gehören zum normalen Repertoire der vorsprachlichen Kommunikation von Säuglingen. Für das Baby sind dies Signale, um auf sich aufmerksam zu machen und so sein Überleben zu sichern. Damit sich die primären Pflegepersonen auch tatsächlich um die vielfältigen Bedürfnisse des Säuglings kümmern, hat die Natur dafür gesorgt, dass kindliches Schreien von ganz besonderer Beschaffenheit ist. Seine Lautstärke und mitunter schrille Intensität haben einen so durchdringenden Charakter, dass erwachsene Personen – ob Eltern, Passanten oder Nachbarn – sofort aktiv werden und handeln. In erster Linie erfüllt das Schreien eines Babys also den Zweck, zu kommunizieren: *Ich brauche etwas!*

Hinzu kommt, dass jeder Säugling zunächst Zeit braucht, um sich in seiner neuen Welt zurechtzufinden. In den ersten Wochen durchleben Babys in fast allen Bereichen eine intensive Phase der Umstellung. Mit dem Verlassen seiner gewohnten und geschützten Umgebung im Mutterleib steht der Säugling vor der Herausforderung, sich an eine Menge neuer Bedingungen anzupassen. Schon die Grundbedürfnisse werden nun auf eine vollkommen andere Art und Weise gestillt, denn die Zeiten zum Schlafen und Essen sind von jetzt an mehr oder weniger fremdbestimmt. Auch der für uns völlig normale Tages- und Nachtrhythmus ist eine der zahlreichen Funktionen des Organismus eines Säuglings, die sich erst nach und nach entwickeln. Für uns Erwachsene laufen lebenswichtige Prozesse wie eine selbstständige Atmung, die Aufnahme und Verdauung von Nahrung oder die Regulation der eigenen Körpertemperatur wie selbstverständlich automatisch und meist völlig unbewusst ab. Für das Baby sind dies massive Veränderungen, auf die es sich erst einstellen muss. Nicht zu vernachlässigen ist außerdem folgende Tatsache: Obwohl die meisten Eltern die Geburt eines Babys als intensive und positive Erfahrung erleben, ist das noch keine Garantie für ein von Anfang an harmonisches und aufeinander abgestimmtes Familienleben; besonders dann, wenn die Geburt des Kindes unter weniger günstigen Umständen stattgefunden hat oder mit Komplikationen verbunden war. Grundsätzlich brauchen sowohl Eltern als auch Babys Zeit, um sich aneinander zu gewöhnen und als Familie zu fühlen (siehe dazu auch *Sind Mutter- und Vaterliebe »angeboren«?*, S. 26).

Schon in den ersten Wochen ihres Lebens stehen Säuglinge also vor einer Reihe verschiedener Entwicklungsaufgaben, die sie mit Unterstützung der Eltern zu meistern haben.

Um ihrem Baby den intensiven Anpassungsprozess der ersten Wochen zu erleichtern, kommt den Eltern vor allem die Aufgabe zu, das Weinen und Schreien ihres Babys richtig zu deuten. Weinen, Schreien oder Quengeln kann verschiedene Gründe haben. Manchmal lässt sich die Ursache relativ einfach ermitteln, z. B. wenn die letzte Mahlzeit einige Stunden zurückliegt, das Baby müde ist oder eine gesundheitliche Ursache zugrunde liegt. Nicht wenige Eltern geraten jedoch auch immer wieder in die Lage, die Ursache des Schreiens nicht ausfindig machen zu können. Säuglinge zeigen hier auch sehr unterschiedlich eindeutige Signale. Bei manchen sind sie leicht zu interpretieren, bei anderen kann dies schwierig sein.

Zu erleben, wie ein Baby scheinbar ohne ersichtlichen Grund lauthals schreit, kann bei den betroffenen Eltern mitunter zu großem Frust führen und sehr belastend sein. Aus Sicht der Kinderheilkunde können die Ursachen dafür in drei Kategorien zusammengefasst werden:

Zuallererst sind die *»normalen« Ursachen* zu nennen, beispielsweise das Schreien aus Hunger, mithilfe dessen das Baby ein Hungersignal aussendet, auf das die Mutter reagiert, indem sie das Kind füttert. Wird das jeweilige

Bedürfnis des Babys gestillt, kann einem solchen Schreien, auch als »primär physiologisches Schreien« bezeichnet, meist leicht begegnet werden. Davon unterscheiden lässt sich das sogenannte »sekundäre Schreien«, dem eine *medizinische Ursache* zugrunde liegt. Die dritte Kategorie kann Eltern in ganz besonderem Maß herausfordern, da die Gründe für dieses Schreien nicht einfach zu ermitteln sind. Babys, die deutlich länger als das »natürliche Pensum« von circa einer Stunde schreien und bei denen Gründe aus den ersten beiden Kategorien ausgeschlossen werden können, leiden oft unter *übermäßiger innerer Unruhe*. Schreien dieser Art wird in der Fachliteratur oft auch »exzessives Schreien« genannt; wir werden im nächsten Abschnitt näher darauf eingehen.

Was sind »Schreibabys«?

Innerhalb der letzten zehn Jahre sind Fragen und Beiträge um das Thema exzessiv schreiender Babys immer mehr ins Licht der Öffentlichkeit gerückt. In diesem Zuge hat sich auch die Bezeichnung »Schreibaby« zu einer Art Modebegriff entwickelt, was nicht nur dazu geführt hat, dass die Ratgeberliteratur zu diesem Thema sich vervielfacht hat; auch Hersteller eigens dafür entwickelter Beruhigungshilfen sind auf diesen »Zug« aufgesprungen und bieten eine Menge teils hilfreicher, teils eher fragwürdiger Produkte an. Dies zeigt, dass viele Eltern von diesem Problem betroffen sind und ein großer Bedarf an Unterstützung besteht.

Neben dem »normalen« Säuglingsschreien, mit dem Babys unter anderem auf ihre Bedürfnisse aufmerksam machen, gibt es Säuglinge, die sehr lange und sehr ausgeprägte Schreiphasen haben. Väter und Mütter eines übermäßig schreienden Säuglings geraten nicht selten ans Ende ihrer Kräfte und lassen nichts unversucht, um einen Ausweg zu finden.

Das Aufkommen der Bezeichnung »Schreibaby« hat in diesem Zusammenhang durchaus positive, aber auch negative Folgen. Auf der einen Seite fühlen sich viele Eltern durch die Existenz dieses Begriffes ernst genommen und darin bestätigt, dass das Schreipensum ihres Babys tatsächlich vom Durchschnitt abweicht. Folglich sind sie angesichts der großen Belastung auch eher bereit, Hilfe in Anspruch zu nehmen. Auf der anderen Seite verkennt die Bezeichnung »Schreibaby« aber wichtige Faktoren, die zur Entstehung und Aufrechterhaltung der belastenden Situation beitragen, und verführt möglicherweise zu einer ungerechtfertigten Schuldzuweisung und Pathologisierung zu Lasten des Säuglings.

Doch was genau sind eigentlich »Schreibabys« und kann man dafür auch eine andere Bezeichnung verwenden? Wie bereits ausgeführt, schreien alle Babys in gewissem Ausmaß. Zum besseren Verständnis wollen wir dieses Schreien »normales Säuglingsschreien« nennen, denn es dient als Anzeiger für die normalen physiologischen (z. B. Hunger, Durst, Schlaf) und sozialen (z. B. Geborgenheit, Beschäftigung) Bedürfnisse eines jeden Babys. Wie viele Minuten Babys aus diesen Gründen über den Tag verteilt schreien, ist nicht einfach zu beantworten; dies ist bei Babys sehr unterschiedlich ausgeprägt.

Der Begriff »Schreibaby« beschreibt jedoch ein ganz bestimmtes Schreiverhalten von Säuglingen. Sie schreien, weinen oder quengeln übermäßig viel und scheinbar ohne ersichtlichen Grund, was nicht bedeutet, dass es diesen nicht gibt. Dieses Schreien ist insofern zum einen deshalb nicht unnormal, als die tatsächliche Schreidauer von Säuglingen nach der Geburt ganz natürlich mit jeder Woche zunimmt und oft nach circa sechs Wochen einen sogenannten »Schreigipfel« erreicht, der dann im Laufe der folgenden Wochen meist wieder abnimmt. Zum anderen kommt der Fall übermäßigen Schreiens in den ersten Lebensmonaten von Säuglingen relativ häufig vor. Die Forschergruppe um den Kinderpsychologen Harald Wurmser hat per Telefonbefragung von repräsentativen Haushalten mit Kindern untersucht, wie viele Familien von massiven Schreiproblemen berichten, und kam zu folgendem Ergebnis: 21 Prozent aller befragten Mütter berichteten von mehr als drei Stunden täglichen Schreiens und Quengelns ihres Babys während der ersten Monate. Darüber hinaus teilten immer noch 8,3 Prozent der Mütter mit, dass das Schreiproblem ihres Säuglings sich auch nach dem dritten Lebensmonat nicht verbessert habe.[1]

Woran können Sie nun erkennen, ob Ihr Kind ein exzessiv schreiendes Baby ist oder nicht?

Über klar definierbare Regeln oder Kriterien zu dieser Frage ist man sich bis heute nicht ganz einig geworden. Zur Abgrenzung vielschreiender von schreiunauffälligen Babys bezieht man sich in wissenschaftlichen Untersuchungen jedoch meist auf folgende Dreier-Regel des amerikanischen Kinderarztes Morris A. Wessel und seiner Mitarbeiter:[2] Bei Anfällen von Schreien, Irritierbarkeit oder Quengeln, die länger als drei Stunden am Tag andauern, an mehr als drei Tagen in der Woche auftreten und seit mehr als drei Wochen zu beobachten sind, kann man von übermäßigem Schreiverhalten bzw. von einer Schreiproblematik sprechen.

Oftmals hilfreicher als diese Dreier-Regel kann aber folgende Sichtweise sein: Das Schreien von Säuglingen ist von der Natur aus wichtigen Gründen angelegt worden. Und auch bei Eltern ist ein gewisser Grad an Belastbarkeit und intuitiver Fähigkeit angelegt, das Schreien ihres

Babys ohne große Probleme auszuhalten bzw. richtig zu deuten. In diesem Sinne können Eltern sich bei der Frage, ob sogenanntes exzessives Schreien vorliegt, auch daran orientieren, wie belastet sie sich fühlen. Übersteigen Ausmaß und Dauer des Schreiens langfristig die Belastbarkeit sowie den normalen Grad an Anspannung und Erschöpfung, ist dies Grund genug, um von übermäßigem Säuglingsschreien zu sprechen.

Bevor man jedoch tatsächlich von einer Schreiproblematik ausgehen kann, die nicht durch Schmerzen oder andere körperliche Faktoren bedingt ist, sollten in jedem Fall medizinische Ursachen durch den Kinderarzt ausgeschlossen werden.

Warum schreien manche Babys so viel?

Als Klassiker unter den wahrscheinlichen Ursachen für übermäßiges Säuglingsschreien gelten bei vielen Kinderärzten immer noch die sogenannten »Dreimonatskoliken« (Trimenonkoliken). Aktuelle Untersuchungen zeigen allerdings, dass gastrointestinale Störungen, also Erkrankungen des Magen-Darm-Traktes, in höchstens fünf Prozent der Fälle die wirkliche Ursache für exzessives Säuglingsschreien sind.[3] Sie sind vielmehr eher eine Folge von exzessivem Schreien, da durch vermehrtes Schlucken von Luft während längerer Schreiphasen durchaus schmerzhafte Blähungen entstehen können. Die Tatsache, dass Säuglinge nach drei Monaten häufig weniger schreien, ist wahrscheinlich darauf zurückzuführen, dass zu dieser Zeit ein Gehirnreifungsschub stattfindet, der es ihnen ermöglicht, sich besser selbst zu regulieren.

Man weiß heute, dass es eine Reihe von möglichen primär körperlichen Ursachen für das unstillbare Schreien eines Babys gibt. Neben akuten Erkrankungen (Magen-Darm-Infektion etc.) werden für einen Teil der Babys mit übermäßigem Schreiverhalten folgende körperliche Faktoren diskutiert: Laktoseintoleranz, Kuhmilchproteinintoleranz, Reflux und KISS-Syndrom (Kopfgelenk-induzierte Symmetriestörung). Da wir hier lediglich einige Beispiele aufzeigen können, sollte in jedem Fall ein Kinderarzt aufgesucht werden, um mögliche Erkrankungen als Ursache für vermehrtes Schreien auszuschließen.

Exzessives Säuglingsschreien kann zudem auch mit den vielfältigen und massiven Anpassungsprozessen zusammenhängen, denen Babys in den ersten Wochen ausgesetzt sind. Wie viel ein Säugling in dieser sehr herausfordernden Phase schreit, weint oder quengelt, hängt unter anderem davon ab, wie gut ihm die Orientierung in der neuen Welt gelingt. Einige Babys scheinen die vielen äußeren und inneren Umstellungen nahezu ohne Probleme zu bewältigen. Ein nicht unerheblicher Teil der Neugeborenen jedoch braucht dafür sehr viel mehr Zeit und Anstrengung und die vermehrte Unterstützung seiner Bezugspersonen.

Darüber hinaus unterscheiden sich exzessiv schreiende Babys in einigen zentralen Punkten von Säuglingen, die eher wenig schreien: Häufig sind sie sehr empfänglich für visuelle Reize und »saugen« alles in ihrer Umgebung mit großen Augen förmlich auf. Zusätzlich sind viele dieser Babys besonders schreckhaft und geräuschempfindlich und haben noch Schwierigkeiten, äußere sowie innere Reize zu integrieren. Das bedeutet, dass diese Babys schnell mit zu vielen Reizen überfordert sind und darauf irritiert reagieren. Oftmals fällt es ihnen auch schwer, von den Geschehnissen in ihrer Umgebung Abstand zu nehmen, eine ungünstige Konstellation, die die ständige Gefahr einer Überreizung birgt. In der Fachliteratur spricht man in diesem Fall von einer noch gering ausgeprägten *Fähigkeit zur Selbstregulation*, also der Fähigkeit, sich selbst beruhigen zu können. Diese ist z.B. besonders bei der Schlaf-Wach-Regulation von Bedeutung, denn sie erleichtert es dem Säugling, mehr oder weniger selbstständig in den Schlaf zu finden. Diese Fähigkeit ist bei allen Babys unterschiedlich ausgeprägt und entwickelt sich mit der Zeit.

Zusammenfassend kann man festhalten: In den ersten Lebenswochen eines Babys steht die *Regulation* innerer Zustände und Wahrnehmungen im Mittelpunkt seiner Entwicklungsaufgaben. Bei exzessiv schreienden Babys ist die Fähigkeit zur Selbstregulation oft noch wenig ausgeprägt, so dass sie Reize schwerer verarbeiten können und unter einer gewissen inneren Unruhe leiden.

Mauri Fries, eine anerkannte Kinder- und Jugendlichenpsychotherapeutin, bezeichnet exzessiv schreiende Säuglinge als Babys mit besonderen Bedürfnissen.[4] Was genau die »besonderen Bedürfnisse« übermäßig schreiender Babys sein können, wird im nächsten Kapitel *Was kann ich tun, wenn mein Baby viel schreit?* (siehe dazu S. 47) näher behandelt.

Um zu verstehen, warum manche Babys übermäßig viel schreien, ist es sehr wichtig, die Ursachen und Probleme nicht allein auf kindlicher Seite zu suchen. Aus Sicht der systemischen Familienberatung ist es sinnvoll, ein Problem als ein Geschehen zu betrachten, das durch alle Beteiligten bestimmt wird. Will man also verstehen, warum manche Babys übermäßig viel schreien, macht es wenig Sinn, die Mitglieder einer Familie als isolierte Personen zu betrachten; man sollte sie vielmehr als ständig miteinander in Verbindung stehende Teile eines gemeinsamen Systems sehen. Aus diesem Grund ist es wichtig, bei der Schreiproblematik auch die Seite der Eltern sowie die gemeinsame Interaktion zwischen Eltern und Kind zu betrachten.

Entwicklungspsychologische und kulturvergleichende Untersuchungen haben ergeben, dass exzessives Schreien als Phänomen des frühen Säuglingsalters in nicht-westlichen Ländern nahezu nicht existiert. Das Augenmerk kulturvergleichender Forschung liegt unter anderem darauf, kulturell bedingte Unterschiede im täglichen Leben von Familien zu beobachten und zu erschließen, welchen Einfluss sie auf die Eltern-Kind-Beziehung und verschiedene entwicklungspsychologische Phänomene haben.

In der vergleichenden Betrachtung des Säuglingsschreiens hat man Folgendes herausgefunden: Babys schreien überall auf der Welt. Deutliche Unterschiede zeigen sich nicht etwa darin, wie häufig (über den Tag verteilt) sie schreien, und auch der typische Entwicklungsverlauf des unspezifischen Säuglingsschreiens, mit einem sogenannten Schreigipfel nach circa zwei Monaten, findet sich in Gesellschaften mit den unterschiedlichsten Lebensstilen wieder. Worin sich westliche (z. B. Europa, Nordamerika) von nicht-westlichen (z. B. Afrika, Asien) Kulturen unterscheiden, ist die Länge der Schreiperioden.[5] Vereinfacht lässt sich sagen, dass Babys dort vergleichsweise wenig schreien, wo sie sich ständig in engem (Körper-)Kontakt zur Mutter bzw. weiteren Bezugspersonen befinden.

Wie bereits erläutert wurde, richten Eltern den Umgang mit ihren Kindern unbewusst schon ab dem frühen Säuglingsalter darauf aus, sie gut auf das spätere Leben in ihrer jeweiligen kulturellen Umwelt vorzubereiten. In westlichen Kulturen kann man beobachten, dass Eltern ihre Kinder schon früh in ihrem Autonomieverhalten fördern: Sie sollen früh zu Wesen mit eigenen Wünschen und Zielen heranwachsen, möglichst schnell lernen, »auf eigenen Beinen« zu stehen und selbstständig zu sein; sie sollen sich früh selbst regulieren können. Aus kulturvergleichender Perspektive vermutet man, dass manche Kinder mit dieser frühen Selbstständigkeit (vergleichsweise wenig Körperkontakt, isolierte Schlafsituation) überfordert sind und mit exzessivem Schreien als einer Art Anpassungsverhalten reagieren.

Was kann ich tun, wenn mein Baby viel schreit?

Viele Eltern exzessiv schreiender Babys sind stark verunsichert und verzweifelt auf der Suche nach *der* wirksamen Methode oder *dem* entscheidenden Tipp zur Beruhigung ihres Säuglings. Die langjährige Beratung in der *Babysprechstunde Osnabrück* hat gezeigt, dass immer noch der Mythos einer Patentlösung existiert, die, hat man sie erst entdeckt, unverzüglich zu einer nachhaltigen Verbesserung der hoffnungslos scheinenden Lage führe. Eine solche Patentlösung kann es jedoch schon deshalb nicht geben, weil jede Familie und vor allem jedes Kind einzigartig ist.

Dies wird auch daran deutlich, dass viele Hilfe suchende Etern bereits eine ganze Reihe von gut gemeinten Ratschlägen aus dem Familien- und Bekanntenkreis erhalten haben, was bei Misserfolgen jedoch nicht selten zu noch mehr Frustration führt. Oft wird auch im Internet zu diesem Thema recherchiert, eher selten finden Eltern hier jedoch fundiertes und gesichertes Wissen oder gar gute und zuversichtlich stimmende emotionale Unterstützung.

Trotz der Individualität jeder einzigen Familie lassen sich natürlich allgemeingültige Aussagen darüber treffen, welche elterlichen Strategien zur Beruhigung eines übermäßig schreienden Babys beitragen und wovon eher abzuraten ist.

Es wurde bereits erwähnt – und dies ist grundsätzlich für viele Eltern interessant und hilfreich –, dass jeder Mensch, Eltern wie Nichteltern und bereits Kinder ab dem vierten Lebensjahr, über sogenannte intuitive Elternkompetenzen im Umgang mit einem Säugling verfügt. Mit deren Hilfe sind Eltern in der Lage, ihr Baby in den ersten Wochen seines Lebens bei der Bewältigung seiner vielschichtigen Entwicklungsaufgaben zu unterstützen und ihm bei der Anpassung an die neue Lebenswelt zu helfen (siehe dazu auch *Was braucht mein Baby in der ersten Zeit?*, S. 29). So hat jedes Baby zu Beginn seines Lebens noch Schwierigkeiten, Erregung durch Umweltreize, Emotionen oder Müdigkeit zu regulieren, worauf Eltern völlig unbewusst mit passendem Beruhigungsverhalten reagieren. Sie senken beispielsweise den Tonfall ihrer Stimme und sprechen in sanftem, melodischem Singsang oder sie sorgen für sachte rhythmische körperliche Stimulation, indem sie das Baby auf dem Arm wiegen. Dies hilft dem Säugling, sich zu beruhigen, seine Erfahrungen mit der Umwelt zu integrieren, und erleichtert ihm den Übergang in den Schlaf.

Was hier nach einem reibungslosen Mechanismus klingt, wird nicht selten durch das exzessive Schreien und seinen alarmierenden akustischen Charakter beeinträchtigt. Eine dauerhafte und intensive Belastung durch exzessives Säuglingsschreien kann die intuitiven Elternkompetenzen hemmen, ganz unabhängig von Erfahrung oder sonstigen Kompetenzen der Eltern im Umgang mit Kindern.

Damit Sie Ihr Kind in diesem Fall weiterhin in seinem Anpassungsprozess an die Umwelt unterstützen können, ist es zunächst wichtig, *Entlastungsmöglichkeiten* für sich als Mutter oder Vater zu schaffen (siehe dazu auch *Was tun, wenn die Nerven blank liegen?*, S. 54). Denn wesentlich wichtiger und wirksamer als jede Patentlösung sind einerseits die Regelmäßigkeit, mit der eine Strategie verfolgt wird, und andererseits die eigene körperliche und seelische Verfassung. Vor allem Letztere ist oftmals der Schlüssel zum Erfolg, denn wie ausgeruht und stabil Sie sich fühlen, überträgt sich in hohem Maße (z.B. durch den eigenen Muskeltonus) auf den Umgang mit Ihrem Baby, das schon von Geburt an sehr sensibel für eine Vielfalt an unbewusst ausgesendeten Signalen ist.

Konnten medizinische Ursachen für übermäßiges Säuglingsschreien durch einen Kinderarzt ausgeschlossen werden, gibt es einige wesentliche Empfehlungen, die man für den Umgang mit Schreien geben kann. Dabei können gerade der Blick und die Unterstützung eines außenstehenden Beraters die Suche und vor allem die Umsetzung adäquater Lösungen erheblich erleichtern.

Um dies zu veranschaulichen, wollen wir hier das Beispiel einer jungen Familie anführen, die mit ihrem ersten Kind zur Beratung in die *Babysprechstunde Osnabrück* kam:

Familie Mühlbach kommt mit dem wenige Wochen alten Max zur Beratung, weil der kleine, gut entwickelte und sonst gesunde Junge täglich lange Phasen motorischer Unruhe mit Unzufriedenheit und Quengeln zeige. Die Eltern erzählen, Max sei nur dann zufrieden, wenn er in einer Tragetasche schaukelnd durch das Haus getragen werde und der Vater nebenbei ruhig zu ihm spreche. Für den sportlichen und durchtrainierten Vater stellt dies, bis auf den »Geduldsmuskel«, kein großes Problem dar. Da Max ein für sein Alter recht großes und schweres Kind ist, kommt diese Beruhigungsstrategie jedoch für die Mutter von Max nicht länger in Frage. Im gemeinsamen Erstgespräch stellt sich heraus, dass Max von Anfang an ein sehr empfindsamer Junge war, der sensibel auf Abweichungen vom normalen Tagesrhythmus reagierte und auch sonst schnell »überreizte«. Im Verlauf der Beratung kommt das Gespräch auf die ersten Tage und Wochen nach der Geburt und Familie Mühlbach, die in einen großen Familien- und Freundeskreis eingebunden ist, berichtet von den ausgiebigen Besuchen all derer, die sich mit ihnen freuten. Nach solchen Tagen schien Max immer besonders aufgewühlt und unzufrieden und fand schlechter als sonst in den Schlaf. Familie Mühlbach beschließt im Verlauf der ersten Beratung, die Besuche von Freunden und der Familie für die nächste Zeit erheblich zu reduzieren, bis die junge Familie sich besser kennengelernt hat und Max sich noch besser an seine neue Umgebung gewöhnen konnte. Beim zweiten Gespräch hat sich die Situation schon erheblich verbessert und Familie Mühlbach hat ein gutes Gefühl dabei, diesen Weg noch ein wenig länger zu verfolgen.

Eltern, deren Babys übermäßig viel schreien, sind sich in einigen Punkten sehr ähnlich. Viele von ihnen haben die Erfahrung gemacht, dass nur der Einsatz intensiver Reize und energischer Stimulation zu einer vorübergehenden Beruhigung des Kindes führt. Sobald die Beruhigung durch das energische Schaukeln des Kinderwagens jedoch abflacht, greifen viele Eltern, aus Angst vor einer erneuten Schreiattacke, zum nächsten intensiven Reiz oder Ablenkungsmanöver. Daraus entwickelt sich häufig eine Dynamik, die sich beim genaueren Hinsehen ungünstig auf das eigentliche Ziel einer *echten* Beruhigung des Babys auswirkt.

Der Fall von Familie Mühlbach liefert daher nicht nur ein gutes Beispiel für die Nützlichkeit von Beratung, sondern verdeutlicht auch charakteristische Merkmale eines exzessiv schreienden Säuglings. Obwohl der kleine Max ein Kind ist, das noch relativ viel Unterstützung bei der Selbstregulation und speziell bei der Integration von Umweltreizen benötigt, lässt er sich hingegen gerade durch intensive Reize am besten beruhigen. Viele Eltern folgen diesem scheinbaren »Reizhunger« und tragen so ungewollt dazu bei, dass das Baby schlecht zur Ruhe kommt. Die zentralen Merkmale exzessiv schreiender Säuglinge weisen darauf hin, dass diese Kinder Reize häufig noch nicht ausreichend verarbeiten können. Die Versuche und Strategien zur Beruhigung Ihres Babys sollten sich daher am Prinzip der *Reizreduktion* orientieren. Auch wenn die Versuchung oder die Hilflosigkeit manchmal groß sind, wird es sich langfristig auszahlen, weniger unterschiedliche Strategien einzusetzen und dafür länger dabei zu bleiben, selbst wenn das Schreien zunächst scheinbar nicht nachlässt. Außerdem kann es oftmals hilfreich sein, die bisher eingesetzten Beruhigungsmethoden auf ihre Eignung hin zu überprüfen. So kann das gemeinsame Hüpfen auf einem Pezziball zwar kurzfristig zu einer Beruhigung des Schreiens führen, bei genauerem Hinsehen wird jedoch deutlich, dass diese Maßnahme eher aktivierend und erregend wirkt. Sehr gut geeignet sind dagegen Tragehilfen wie beispielsweise Tragetücher, Tragesäcke oder Mei Tais, da sie »reizoffenen« Kindern durch ihren Einfluss auf die Tiefensensorik helfen, ihre Erregung herunterzuregulieren. Es empfiehlt sich auch grundsätzlich, das Baby nicht nur herumzutragen, wenn es schreit, sondern über den Verlauf des Tages immer wieder solche Tragephasen einzubauen. Generell ist es ratsam, bei allen Beruhigungsversuchen ruhig, eher tief und »einlullend« zu sprechen, da Babys in der Regel sehr gut auf akustische Reize reagieren. Ein abgedunkelter Raum kann die bisher genannten Möglichkeiten zur Beruhigung Ihres Babys noch effektiver machen.

Viele exzessiv schreiende Kinder profitieren auch davon, »gepuckt« zu werden. Unter »Pucken« versteht man eine Technik, bei der die Babys mit Tüchern relativ fest um- bzw. eingewickelt werden. Mittlerweile gibt es auch Hinweise darauf, dass gepuckte Kinder länger und weniger unruhig schlafen (bei Bedarf können Sie sich diese Technik von Ihrer Hebamme erklären und beibringen lassen).

In den Bereich der Reizreduktion fallen auch alle Maßnahmen, die darauf abzielen, dem Kind einen geregelten und *gleichmäßigen Lebensrhythmus* zu verschaffen. Soweit es Ihnen möglich ist, sollten Sie also darauf achten, die Tages- und Nachtstruktur sowie die Mahlzeiten gleichmäßig zu gestalten.

Die häufig mit dem exzessiven Schreien einhergehende *Übermüdung*, sowohl auf kindlicher als auch auf elterlicher Seite, ist ein weiterer wichtiger Punkt, den es zu berücksichtigen gilt. Mittlerweile weiß man, dass die Schreiintensität und -dauer eng mit dem Ausmaß des Schlafdefizits von Säuglingen zusammenhängen.[6] Aus diesem Grund ist es empfehlenswert, bereits auf kleine Zeichen von Müdigkeit beim Baby zu achten und es in regelmäßigen Abständen (spätestens nach einer Wachphase von 1 bis 1,5 Stunden) in einer reizarmen Umgebung schlafen zu legen.

Neben den für alle Beteiligten wichtigen Schlafphasen ist auch die bewusste *Gestaltung der Wachperioden* ein wesentlicher Schritt, um das Schreien zu reduzieren. Wenn der Blick für die schönen Momente des Tages mit dem Baby für einige Eltern unter der akuten Belastung erst einmal verschwimmt, ist es wichtig, bewusst auf diese Phasen des Tages zu achten. Auch wenn dies momentan nur ein- bis zweimal am Tag der Fall ist, kann es sehr hilfreich sein, dann für eine angenehme Atmosphäre zu sorgen und diese schönen Momente so entspannt wie möglich zu nutzen. Dies kann auf ganz einfache Art und Weise geschehen: So können Sie sich, wenn Ihr Kind nach dem Wickeln einigermaßen zufrieden auf dem Wickeltisch liegt, z.B. ganz aktiv mit ihm beschäftigen. Wichtiger als die Frage, *was* Sie mit Ihrem Kind tun, ist aber, *wie* Sie sich mit ihm beschäftigen: dass Sie bei der Sache sind, sparsam Anregungen geben und sich erlauben, ohne Hektik zu handeln.

Der Einsatz von Medikamenten (meist Präparate zur Reduzierung von Gasansammlung im Magen-Darm-Trakt) hat laut kontrollierten Studien lediglich einen wirksamen Placeboeffekt auf das exzessive Schreien.[7] Die Gabe sollte deshalb gut überdacht und auf jeden Fall mit Ihrem Kinderarzt abgesprochen sein.

Zu guter Letzt haben nicht wenige Mütter damit zu kämpfen, sich von der Traumvorstellung von ihrem Baby zu verabschieden. Auch wenn die Wissenschaft nämlich eine andere Sprache spricht, erscheint es vielen Familien mit einem übermäßig schreienden Säugling, als seien sie eine Ausnahme und bei allen anderen Familien gehe alles ohne größere Schwierigkeiten vonstatten. Wenn Sie selbst betroffen sind, dann führen Sie sich immer wieder vor Augen, dass das nicht so ist. Zudem sollten Sie sich auch klarmachen, dass übermäßiges Schreien nur für begrenzte Zeit ein Problem ist. Ist diese kritische Phase erst einmal überstanden, und das wird sie in jedem Fall, werden Sie die Zeit und das Zusammensein mit Ihrem Kind neu entdecken und genießen können. Es ist daher auch wichtig und hilfreich, sich immer wieder vor Augen zu halten, dass diese schwierige Phase übermäßigen Schreiens endlich ist – gerade in Momenten, in denen Sie als Eltern das Gefühl haben zu verzweifeln. Diese simple und für Außenstehende meist selbstverständliche Botschaft klingt in den Ohren vieler Eltern mit einem »Schreibaby« fragwürdig, wenngleich hoffnungsvoll. Tatsache ist, dass die Phasen im Leben eines Neugeborenen sehr kurz sind, d.h., dass die Schreiphase Ihres Babys schneller vorübergehen kann, als Sie es sich vorstellen. Was Sie außerdem tun können, um mental »bei der Stange« zu bleiben, wird im folgenden Kapitel *Was tun, wenn die Nerven blank liegen?* behandelt.

Was tun, wenn die Nerven blank liegen?

Wir möchten an dieser Stelle eine psychologische Erstversorgung im Sinne eines »Notfallkoffers« bieten. Wir können und möchten damit natürlich in keinem Fall die persönliche und individuell abgestimmte Hilfe, z.B. durch eine Beratungsstelle, ersetzen. (Auf diesen Punkt werden wir auch am Ende des Kapitels noch genauer eingehen.)

Bevor wir uns in diesem Abschnitt damit beschäftigen, welche konkreten Schritte Sie unternehmen können (und sollten), wenn Sie das Gefühl haben, die Belastung durch Ihr exzessiv schreiendes Baby wird zu groß, möchten wir Folgendes betonen:

Das exzessive Säuglingsschreien bedeutet für *jede* Familie eine massive körperliche und seelische Belastung. Der dauerhaft alarmierende Zustand des Schreiens und der häufig damit einhergehende chronische Schlafmangel fordern ihren Tribut und führen in der Regel zu Erschöpfung, Anspannung, Depressivität, Wut sowie zu Gefühlen der Hilflosigkeit und des Versagens. Einer wissenschaftlichen Studie aus der Münchner Schreiambulanz zufolge leiden 95.8 Prozent der Mütter mit einem exzessiv schreienden Säugling unter einem Erschöpfungs- und

Überforderungssyndrom.[8] Aus diesem Zusammenhang ergibt sich bereits ein wichtiger Punkt, um den es im Laufe des Kapitels wiederholt gehen soll: nämlich den Umgang mit Gefühlen von Aggressivität und Ablehnung dem Kind gegenüber. Die meisten Eltern, die der Belastung mit einem »Schreibaby« ausgesetzt sind, erleben solcherart negative Emotionen früher oder später und stellen dabei nicht selten fest, dass sie keine Liebe mehr zu ihrem Kind spüren. Wenn dies auch für alle Beteiligten keine angenehme Erfahrung ist, so sind solche Gefühle doch nicht abnormal und weisen auch nicht auf ein grundsätzliches Versagen der Eltern hin. Vielen Eltern hilft es sehr, eine Art liebevolles Verständnis für sich selbst und die Gesamtsituation zu entwickeln und sich in etwa Folgendes zu sagen: *»Ich weiß, dies ist ein Ausnahmezustand, der in absehbarer Zeit ein Ende haben wird. Ich akzeptiere meine Gefühle so, wie sie gerade sind, und verurteile mich nicht dafür. Ich habe Mitgefühl mit mir selbst.«*

Wie Sie aus vorherigen Abschnitten schon erfahren haben, sind die Ursachen für das exzessive Schreien von Säuglingen durchaus komplex und können weder allein den Eltern noch allein dem Kind zugeschrieben werden. Leider herrscht in den Köpfen vieler Menschen noch immer die Vorstellung, dass übermäßiges Säuglingsschreien seinen Ursprung in fehlenden elterlichen Kompetenzen hat und außerdem durch diese aufrechterhalten wird. Zudem werden nicht wenige Familien mit der beliebten, weil einfachen Diagnose der Dreimonatskoliken vertröstet, was in den wenigsten Fällen der einzige Grund für das exzessive Schreien in dieser Zeit ist (siehe dazu auch *Warum schreien manche Babys so viel?*, S. 43) und zum anderen die massive Belastung von betroffenen Eltern verkennt.

All diesen Annahmen ist deutlich zu widersprechen. Beispielsweise hat die Forschergruppe um den renommierten englischen Professor Ian St. James-Roberts Familien in ihrer häuslichen Umgebung beobachtet und in ihrem Umgang mit dem Kind analysiert.[9] Sie konnte zeigen, dass Mütter exzessiv schreiender Säuglinge genauso auf die Interaktions- und Kommunikationsversuche ihres Babys eingehen wie Mütter von Kindern ohne Schreiproblematik. Diese sogenannte Responsivität ist ein wichtiges Merkmal der Beziehungsqualität. Auch wenn Sie also das Gefühl haben, Ihr Kind noch so selten effektiv beruhigen zu können, und es mitunter mehrere Stunden am Stück schreit und quengelt, besteht kein Grund, sich als gute Mutter oder guten Vater in Frage zu stellen. Exzessives Schreien tritt gemäß der Studie in nahezu einem Drittel (29 Prozent) aller Familien auf und endet in 92 Prozent der Fälle nach dem dritten Lebensmonat wieder.[10]

Was ist also zu tun, wenn die Nerven blank liegen? Zunächst ist es für alle weiteren Schritte wichtig, diese Tatsache zu erkennen und die Überlastung ernst zu nehmen. Bei nicht wenigen Frauen tauchen in diesem Zusammenhang Gedanken auf wie *»Vor dem Kind war ich berufstätig und habe immer alles unter einen Hut bekommen. Jetzt habe ich den ganzen Tag Zeit und schaffe es noch nicht einmal, mit einem Baby richtig umzugehen, und bin am Ende meiner Kräfte.«*. Ein falsch verstandener Ehrgeiz, Schamgefühle und Verharmlosungen sind hier jedoch fehl am Platz und tragen eher dazu bei, die Suche nach Lösungen zu erschweren.

Eine wichtige Grundlage, um ein gutes Gespür für die Schwierigkeiten Ihres Babys bei der Selbstregulation zu entwickeln (siehe dazu auch *Warum schreien manche Babys so viel?*, S. 43) und dementsprechend günstigere

Strategien sowie Verhaltens- und Interaktionsmuster einzuproben (siehe dazu auch *Was kann ich tun, wenn mein Baby viel schreit?*, S. 47), besteht darin, dass Sie als Mutter oder Vater über ausreichend Energie und ein gewisses Maß an seelischem Gleichgewicht verfügen. Diese beiden Faktoren gilt es zunächst wiederherzustellen. Um zu einer genaueren Einschätzung der subjektiven Belastung durch exzessives Säuglingsschreien zu gelangen, kann es hilfreich sein, deren gefühlten Grad auf einer sogenannten Belastungsskala von 1 bis 10 einzuordnen.

Dabei symbolisiert 1 einen belastungsfreien Zustand und die Zahl 10 eine maximale Belastung.

0	1	2	3	4	5	6	7	8	9	10

Keine Belastung — Maximale Belastung

Die Grenze zwischen einer absolut normalen und tolerierbaren Belastung durch ein Neugeborenes zu einer ernstzunehmenden kritischen Belastung bzw. Überforderung ist zwar bei jedem anders, dennoch kann man sagen, dass Zahlen im höheren Bereich (7 bis 10) einen ersten wichtigen Hinweis liefern, ernsthaft und konkret über Formen der Entlastung nachzudenken und diese möglichst umgehend zu realisieren.

Wenn die Nerven »blank liegen«, sollten Sie zunächst nach Ressourcen suchen, die Ihnen in dieser anstrengenden, aber begrenzten Zeit Unterstützung bieten. Folgende Fragen sollen dabei eine erste Orientierung geben: Welche Personen aus meiner Familie oder meinem Bekanntenkreis kann ich um Unterstützung bitten? Wie können mein Partner und ich uns noch besser strukturieren und gegenseitig ablösen, damit der jeweils andere sich erholen kann? Welche Freunde, Bekannte oder

Nachbarn stehen im Notfall zur Verfügung? Gibt es in meiner Nähe eine Beratungsstelle, an die ich mich wenden kann?

Nicht immer haben Eltern die Möglichkeit, weitere Familienmitglieder oder Freunde um Hilfe zu bitten. Arbeitsplatzbedingte Umzüge stellen Familien heute immer häufiger vor die Aufgabe, sich an ihrem Wohnort ein neues soziales Netzwerk aufbauen zu müssen. Ebenso können Konflikte innerhalb der Familie vorliegen oder beide Partner getrennt voneinander leben. In diesen Fällen ist es besonders ratsam, eine Beratungseinrichtung aufzusuchen.

Bezüglich unserer Eingangsfrage *»Was tun, wenn die Nerven blank liegen?«* ist das häufig mit Schuld, Scham und schlechtem Gewissen besetzte Thema der elterlichen Aggressionen ein weiterer wichtiger Punkt.

Bei nicht wenigen Familien geht ein Elternteil (meist der Vater) tagsüber außer Haus einer Arbeit nach, während – gerade in den ersten Wochen nach der Geburt – der andere Elternteil (meist die Mutter) mit dem Nachwuchs zu Hause ist. Hinzu kommt, wie auch bei Familie Sander aus unserem Beispiel, dass der arbeitende Elternteil, um einigermaßen ausgeruht zu sein, nachts schwerlich in der Lage ist, sich ausgiebig um das schreiende Baby zu kümmern. Somit liegt die Zuständigkeit für die Bedürfnisse des Babys, sowohl tagsüber als auch nachts, meist bei einer Person. In diesem Zustand kontinuierlicher Vernachlässigung der eigenen Bedürfnisse kann es während längerer Schreiattacken durchaus dazu kommen, dass eine Mutter oder ein Vater sich extrem hilflos fühlt und/oder dem Kind gegenüber Aggressionen empfindet. Zu bemerken, dass man als Eltern Wut, Aggressionen oder Ablehnung gegen das eigene Kind entwickelt, ist erst einmal schockierend und kann erheblich am eigenen Selbstwertgefühl nagen. In diesem Fall, aber natürlich auch schon vorher ist es sehr zu empfehlen, zur Überbrückung der kritischen Schreistunden auf einige klare Strategien zurückgreifen zu können. Diese funktionieren nach dem einfachen Prinzip: *Immer wenn ich merke, dass mir alles zu viel wird, ich mein Kind am liebsten nur durchschütteln würde und mich selbst kaum wiedererkenne (etc.), dann* ist es Zeit, diese kritische Situation durch eine konkrete Strategie zu überbrücken. Hilfreich kann es beispielsweise sein, individuell eine Liste mit mindestens drei Möglichkeiten zu erstellen, die einem helfen, die Ruhe zu bewahren und sich nicht von den unangenehmen Gefühlen überwältigen zu lassen. Hierbei gibt es viele probate Mittel: Einige Mütter finden es erleichternd, ihr Kind in den Kinderwagen oder ein Tragetuch zu legen und einen Spaziergang zu machen, wiederum andere gehen für ein paar Minuten aus dem Zimmer (nachdem sie das Kind an einem sicheren Ort abgelegt haben) und reagieren sich z. B. auf dem Balkon ab. Ganz unabhängig davon, wie Ihre eigenen Strategien aussehen: Erlauben Sie sich bei massiver Anspannung und/oder Aggression solche Methoden, die Ihnen helfen, einen klareren Kopf zu bekommen und erste Schritte in Richtung Entspannung zu unternehmen. Erst nach einer solchen Auszeit ist es sinnvoll, erneut zu versuchen, Ihr Kind zu beruhigen.

Neben diesen eher kurzfristigen Strategien zur Überbrückung kritischer Schreiphasen besteht häufig dringender Bedarf an weiteren Entlastungsmöglichkeiten zum Ausgleich des Schlafmangels und des massiven Stresses. Auch wenn viele Eltern zunächst das Gefühl haben, dringend etwas (beim Kind) unternehmen zu müssen, führt der erfolgreichere Weg oft zunächst über die eigene Entlastung. Der Fantasie sind hier keine Grenzen gesetzt, solange die Strategien Ihnen helfen und wirksam sind. Hier dürfen Sie sich auch ohne Bedenken von dem Ausspruch »Ungewöhnliche Zeiten verlangen ungewöhnliche Maßnahmen« leiten lassen. So stellen einige Mütter fest, dass es ihnen eine enorme innerliche Erleichterung verschafft, für ein paar Stunden pro Woche eine Putzhilfe zu engagieren oder in Absprache mit dem Partner feste persönliche Auszeiten (z.B. am Wochenende) festzulegen, in denen Schlaf nachgeholt werden kann oder Zeit für andere entlastende Maßnahmen vorhanden ist. Wieder andere Mütter lassen die eigene Mutter für ein paar Wochen bei sich einziehen oder nehmen sich für zwei Nächte ein Hotelzimmer, während der Vater sich um das Kind kümmert.

Säuglinge verfügen schon von Beginn an über ein sehr feines Gespür für Stimmungen und Gemütslagen ihrer Umgebung. Wenn Sie zunächst – mit Unterstützung von außen – dafür sorgen, Ihre Belastung um mindestens einen, anderthalb oder auch zwei Punkte auf der Belastungsskala zu reduzieren, wird es Ihnen mehr und mehr gelingen, in den »Engelskreis positiver Gegenseitigkeit« einzusteigen.

Ganz gleich ob Sie über viel oder wenig Unterstützung aus Ihrem sozialen Umfeld verfügen, ob Ihr Kind zwei oder drei Stunden am Tag schreit, ob Sie sich auf der Belastungsskala bei neun oder sechs einordnen würden oder ob Sie einen oder drei Elternratgeber zum Thema gelesen haben: Wenn Sie sich hilflos und überfordert fühlen und merken, dass sich Ihre Kräfte nach und nach dem Ende zuneigen, sollten Sie das Angebot einer professionellen Beratung in Anspruch nehmen. Mittlerweile verfügen immer mehr Beratungsstellen auch über die Möglichkeit, Familien mit Säuglingen und Kleinkindern zu unterstützen.

4. Wie Babys und Kleinkinder schlafen

Wie entwickelt sich der Schlaf bei Kindern?

Bevor wir uns mit der Frage beschäftigen, wie sich der Schlaf bei Kindern entwickelt, ist es zunächst interessant und hilfreich, etwas über den Schlaf im Allgemeinen zu wissen.

Die Natur des Schlafes sowie des menschlichen Schlafverhaltens gehören seit jeher zu den faszinierendsten Themen für Wissenschaft und Forschung: Warum schlafen wir eigentlich? Woher kommen unsere Träume? Obwohl bis heute noch nicht alle Fragen gänzlich und mit vollkommener Sicherheit beantwortet werden können, verfügen wir doch bereits über eine Menge fundierten Wissens.

Rein äußerlich betrachtet ist der Schlaf ein veränderter Bewusstseinszustand, der einen relativ großen Teil unserer Lebenszeit (etwa ein Drittel) einnimmt. Die Funktionen des Schlafes sind hingegen weit mehr als das: Sie sind sehr komplex und in hohem Maß für unser Überleben sowie für unser körperliches und seelisches Wohlbefinden notwendig. Während wir scheinbar ruhig und (mehr oder weniger) regungslos im Bett liegen, arbeitet das Gehirn, z.B. durch eine Verarbeitung der Erlebnisse des Tages, an der Regeneration unserer Psyche. Man geht weiter davon aus, dass der Schlaf auf körperlicher Ebene eine Phase darstellt, in der sich unsere Organe und wichtigen Körperfunktionen erholen können. Das Immunsystem und komplexe Vorgänge des gesamten menschlichen Stoffwechsels werden durch ein ausreichendes Schlafpensum positiv beeinflusst und der Energiehaushalt unseres Körpers wird wiederhergestellt.

Der Schlaf eines Babys unterscheidet sich in vielfacher Hinsicht von unserem erwachsenen Schlaf. Für Säuglinge und Kleinkinder ist der Schlaf umso wichtiger, da er eine Reihe bedeutsamer Funktionen erfüllt. Im Mittelpunkt stehen dabei verschiedene Wachstumsprozesse (z. B. Längenwachstum) und vor allem die Entwicklung des Gehirns, für die besonders der sogenannte REM-Schlaf (REM = rapid eye movements) notwendig zu sein scheint. Im Gegensatz zum Non-REM-Schlaf, in dem wir ruhig atmen und uns kaum bewegen, zeichnet er sich durch eine relativ große motorische Unruhe und schnelle Augenbewegungen aus. Dieser eher oberflächliche REM-Schlaf wird daher auch der *aktive* Schlaf genannt.

Während sich die Föten in den ersten Lebensmonaten nach der Zeugung in einem Bewusstseinszustand befinden, der sich als weder wach noch schlafend, sondern als eine Art Dämmerzustand beschreiben lässt, lassen sich schon bei Neugeborenen die beiden beschriebenen Schlafstadien unterscheiden, wobei der *tiefe* Schlaf (Non-REM) in dieser Zeit einen kleineren Teil der gesamten Schlafdauer ausmacht als bei älteren Kindern und Erwachsenen.

In einer Phase, in der die Nächte von sehr viel Unruhe und einem deutlich verkürzten Gesamtschlafpensum geprägt sind, haben einige Eltern Sorge, dass ihr Kind gesundheitlichen Schaden nehmen könnte oder wichtige Wachstumsprozesse gehemmt werden.

Diese Sorge möchten wir Ihnen gerne nehmen: Zum einen sind Ein- bzw. Durchschlafprobleme immer etwas Vorübergehendes. Sollten Sie gerade eine problematische Phase durchleben, in der Ihr Kind zu wenig schläft, häufig aufwacht o.Ä., können Sie sich sicher sein, dass dies kein Dauerzustand wird. Dies soll nicht bedeuten, dass Sie eine unbefriedigende Schlafsituation so belassen müssen. Auch soll nicht geleugnet werden, dass ausgeschlafene Kinder meist zufriedener und entspannter sind als unausgeschlafene. Nur gilt eben auch: Der Körper holt sich den Schlaf, den er braucht. Vor langfristigen Auswirkungen akuter Schlafprobleme Ihres Kindes brauchen Sie also keine Angst zu haben.

Alle Lebewesen werden von dem Tag-Nacht-Wechsel der Natur beeinflusst. Der Schlaf sowie alle anderen Körperfunktionen (z.B. Körpertemperatur, Stoffwechsel, Hormonaktivität, Herzrhythmus etc.) verlaufen dabei nach einem Rhythmus, den man als *zirkadianen Rhythmus* bezeichnet. Am Beispiel des Schlafens bedeutet dies, dass wir nachts schlafen und tagsüber wach sind. Diese Regelmäßigkeit, die jedoch auch starken individuellen Schwankungen unterliegen kann (Morgenmuffel und Frühaufsteher), ist vor der Geburt sowie direkt danach noch nicht gegeben. Im Mutterleib sowie in den ersten Wochen nach der Geburt verteilen sich die Phasen des Schlafens und des Wachseins gleichmäßig auf den Tag und die Nacht. Der Organismus Ihres neugeborenen Babys unterscheidet hier noch nicht zwischen Tag und Nacht.

Auch die Dauer der Schlafzyklen (Übergänge zwischen aktivem und tiefem Schlaf) unterscheidet sich bei Neugeborenen erheblich von der erwachsener Menschen. Im Säuglingsalter dauert ein Schlafzyklus circa 50 Minuten, das heißt, Ihr Baby taucht in den ersten Wochen einmal pro Stunde aus seiner Schlafphase auf und ist für kurze Zeit in einem dem Wachsein ähnlichen Zustand, um dann wieder in den nächsten Schlafabschnitt einzutreten. Mit zunehmendem Alter verlängert sich die Dauer der Schlafzyklen und pendelt sich zwischen 90 und 120 Minuten ein.

Wann genau Babys ihren eigenen Schlaf-Wach-Rhythmus finden, also zwischen Tag und Nacht unterscheiden und ungefähr zu den gleichen Zeiten längere Phasen am Stück (6 bis 8 Stunden) schlafen, kann sehr unterschiedlich sein. Bei den meisten Säuglingen ist dies nach drei bis vier Monaten der Fall. Bis allerdings die Nacht als Hauptschlafzeit »programmiert« ist, kann es mitunter auch fünf Monate dauern. Die für viele Eltern wichtige Frage danach, wann Kinder durchschlafen, wird in einem eigenen Abschnitt behandelt (siehe dazu *Ab wann schlafen Kinder durch?*, S. 68).

Viele Eltern fragen sich auch, wie es sich mit dem Schlafbedürfnis und den Schlafenszeiten ihres Babys verhält. Im Folgenden soll es um genau diese Themen gehen.

Wann und wie viel sollte mein Baby schlafen?

Theresa ist neun Monate alt. Sie schläft nachts etwa zehn Stunden und hält am Tag meistens noch zwei Schläfchen, die etwa jeweils eine Stunde dauern. Theresa ist tagsüber ein aktives Kind, das viel Spaß daran hat, Neues auszuprobieren. Ihre Mutter, Frau Benker, hat allerdings schon länger das Gefühl, dass ihre Tochter in diesem Alter eigentlich mehr schlafen sollte. Außerdem fragt sie sich, ob es schädlich ist, dass ihre Tochter erst spät ins Bett will. Theresa scheint am frühen Abend nicht müde zu sein und lässt sich nur geringfügig früher ins Bett bringen als sie und ihr Mann schlafen gehen. Als sie im Gespräch mit einer anderen Mutter in der Krabbelgruppe erfährt, dass deren Sohn insgesamt 18 Stunden schläft und abends zu-

dem fast drei Stunden früher zu Bett geht, bestätigt sie dies in ihren Sorgen und sie wird zunehmend unsicher, ob sie am Schlafverhalten ihrer Tochter etwas verändern sollte.

Es kommt häufig vor, dass Eltern verunsichert sind und sich fragen, ob ihr Baby genug oder vielleicht sogar zu viel schläft. Die Frage, wie viel ein Säugling schlafen sollte, ist allerdings kaum allgemein zu beantworten. Schon Neugeborene haben sehr unterschiedliche Schlafbedürfnisse und Schlafenszeiten.

Wie viel Schlaf ein Säugling benötigt, ist im Wesentlichen durch die Gene festgelegt und kann nur in engen Grenzen verlängert oder verkürzt werden. Der Schweizer Kinderarzt Remo H. Largo konnte zeigen, dass Säuglinge im ersten Lebensjahr im Schnitt etwa 15 bis 16 Stunden schlafen (Tag- und Nachtschlaf zusammengerechnet). Es gibt aber auch Kinder, die mit zwölf Stunden Schlaf hervorragend auskommen sowie andere, die 18 bis 19 Stunden Schlaf benötigen und einfordern.[1] Ähnlich verhält es sich mit Erwachsenen: Da gibt es jene, die mit fünf Stunden Schlaf in der Nacht auskommen und sich danach fit für den Tag fühlen, während sich andere nach neun Stunden Nachtschlaf mühsam aus dem Bett quälen und gerne noch eine Stunde liegen bleiben würden. Die Tochter von Frau Benker in dem eingangs angeführten Beispiel ist also ein Kind, dass offensichtlich relativ wenig Schlaf benötigt, während der Sohn, über den die Mutter in der Krabbelgruppe berichtet, einen höheren Schlafbedarf hat. Beide liegen aber im Bereich der normalen Schlafentwicklung.

Ob Ihr Säugling zu wenig Schlaf bekommt, können Sie eher an seinem Verhalten als an der Anzahl der geschlafenen Stunden festmachen. Wenn Ihr Säugling tagsüber einen ausgeglichenen und aktiven Eindruck macht, dann können Sie auch ziemlich sicher davon ausgehen, dass er genügend Schlaf bekommt. Dies muss umgekehrt aber nicht unbedingt bedeuten, dass bei unausgeglichenen und quengeligen Säuglingen ein Mangel an Schlaf ursächlich ist.

Wenn Ihr Säugling verhältnismäßig lange braucht, um einzuschlafen, oder häufig wach wird und dann auch gerne mit Ihnen spielen möchte, kann es sein, dass er über den ganzen Tag verteilt viel länger im Bett ist, als er eigentlich schlafen kann. In solchen Fällen sollte man überprüfen, wie lange er tatsächlich schläft, und die Bettzeiten daran anpassen.

Wenn Sie den Schlafbedarf Ihres Kindes herausfinden möchten, beobachten Sie seinen Schlaf am besten über zwei Wochen und notieren Sie dabei die jeweils tägliche Schlafdauer. Zwar kann diese von Tag zu Tag schwanken – meist wenig, manchmal auch ein wenig mehr –, der errechnete Mittelwert ist dennoch ein guter Anhaltspunkt, um das Schlafbedürfnis Ihres Kindes einschätzen zu können (Bsp.: Montag, Mittwoch und Donnerstag: 13 Stunden, Dienstag: 11,5, Freitag bis Sonntag: 12 Stunden ergibt einen mittleren Wert von 12,3 Stunden). Dieser Mittelwert gibt den Schlafbedarf Ihres Säuglings relativ genau wieder.

Sollte Ihr Kind im ersten Lebensjahr deutlich weniger als zwölf Stunden schlafen (Tag- und Nachtschlaf zusammengenommen) und zusätzlich tagsüber müde, unausgeglichen, wenig aufnahmefähig und kontaktbereit sein, dann ist es ratsam, den Kinderarzt oder eine auf Säuglinge spezialisierte Beratungsstelle aufzusuchen, um mögliche Veränderungen der Schlafsituation zu planen.

Wir möchten uns an dieser Stelle darauf beschränken, auf den Schlafbedarf eines Säuglings bis zum ersten Lebensjahr einzugehen, denn kaum ein anderer Bereich der menschlichen Entwicklung verändert sich während der ersten Lebensjahre so sehr wie das Schlafverhalten. Zur weiterführenden Lektüre sei hier z. B. das Buch *Babyjahre* von Remo H. Largo empfohlen.

Ähnlich wie das jeweilige Schlafbedürfnis ist auch die individuell bevorzugte Einschlafzeit von Säuglingen und Kleinkindern erblich bedingt und somit nur bedingt veränderbar. Schlafforschern des Zürcher Kinderspitals zufolge lassen sich viele Einschlafprobleme von Babys darauf zurückführen, dass Eltern sich weniger nach dem kindlichen Rhythmus richten als vielmehr nach *ihren* Vorstellungen von einer gesunden und guten Zubettgehzeit, weshalb sie ihre Kinder also beispielsweise zu früh ins Bett bringen. Um besser verstehen zu können, was es damit auf sich hat, wenden wir uns erneut den sogenannten zirkadianen Rhythmen zu, die schon kurz in dem Kapitel *Wie entwickelt sich der Schlaf bei Kindern?* (siehe dazu S. 61) angesprochen worden sind.

Die Bezeichnung zirkadianer Rhythmus (lat.: circa = ungefähr, dies = Tag) steht für einen inneren Rhythmus, vergleichbar mit einer inneren Uhr, die ungefähr 24 Stunden umfasst. Zirkadiane Rhythmen wirken insofern regulierend auf Lebewesen, als sie beispielsweise für die Steuerung täglich wiederkehrender Körperfunktionen (z. B. Körpertemperatur) oder auch für Abläufe in der Natur verantwortlich sind (z. B. Blütenöffnung). Dass der Schlaf-Wach-Rhythmus ebenfalls einer zirkadianen Rhythmik unterliegt und diese – wie der Name schon sagt – bei den wenigsten Menschen genau 24 Stunden beträgt, ist bei der Frage nach der bevorzugten Einschlafzeit von Kindern unbedingt zu berücksichtigen. Die individuell variable Rhythmik hat einen großen Einfluss darauf, wann Kinder und Erwachsene abends müde bzw. morgens wach werden. Laut Remo H. Largo ist der zirkadiane Rhythmus der meisten Menschen länger als 24 Stunden, was bedeutet, dass man sich abends eher später müde fühlt und morgens schwerer aus dem Bett kommt. Ein eher kleiner Teil gehört zu den Frühaufstehern, die einen zirkadianen Rhythmus von weniger als 24 Stunden haben. Diese Menschen werden gegen Abend eher früh müde und haben mit dem morgendlichen Aufstehen kaum Probleme.

Genauso wie die meisten Erwachsenen gehört auch der Großteil der Kinder zu den sogenannten »Eulen«, die nicht bzw. erst spät von alleine müde werden (wie Theresa aus dem weiter oben angeführten Beispiel). Die Frage ob, inwieweit und vor allem *wie* Sie als Eltern die Schlaf- und Wachrhythmen Ihres Kindes berücksichtigen sollten, behandeln wir eigens in dem Kapitel *Was kann ich bei Ein- oder Durchschlafproblememen meines Kindes tun?* (siehe dazu S. 84).

Ab wann schlafen Kinder durch?

Lana ist zehn Monate alt und gehört zu den Kindern, die nachts schon früh durchschlafen. Dass »Durchschlafen« bei Kindern etwas gänzlich anderes bedeutet als bei Erwachsenen, hatten Frau und Herr Voss schon durch ihren älteren Sohn Josha gelernt. Josha ist jetzt zweieinhalb Jahre alt und wacht noch regelmäßig nachts ein- bis zweimal auf. Als er noch ein Säugling war, meldete sich Josha fünf- bis sechsmal in der Nacht. Lana ist da ganz anders: Sie schlief schon mit drei Monaten sieben Stunden am Stück durch und wachte in der Regel nur einmal pro Nacht auf. Bis vor vier Wochen! Seitdem meldet sich Lana bis zu fünfmal in der Nacht und findet nicht alleine wieder in den Schlaf. Damit hatte Frau Voss nun wirklich nicht gerechnet. Alte und unangenehme Erinnerungen an eine schwierige erste Zeit mit Josha kommen ihr ins Gedächtnis und Frau Voss fragt sich, ob sie etwas falsch gemacht hat.

Kaum ein anderes Thema beschäftigt viele Eltern so intensiv und grundlegend wie das Schlafen und ganz besonders das Durchschlafen ihres Kindes. »*Mein Schlaf ist mir heilig!*« ist ein Satz, den vermutlich schon viele von Ihnen gedacht oder gesagt haben. Ohne ausreichenden und erholsamen Schlaf fühlen wir uns häufig abgeschlagen, leicht reizbar und sind den Herausforderungen des Tages weniger gut gewachsen (siehe dazu auch *Wie entwickelt sich der Schlaf bei Kindern?*, S. 61). So ist es nur verständlich, dass Eltern sich wünschen, die Nacht ohne mehrmaliges Aufstehen oder gar intensive »Wiedereinschlafbemühungen« zu verbringen. Doch ab wann können Kinder, sowohl biologisch wie auch emotional, durchschlafen, und was ist eigentlich unter Durchschlafen zu verstehen? Darauf wollen wir nun eingehen. Vom Umgang mit konkreten Schlafsituationen, in denen Kinder übermäßig häufig aufwachen, wird in dem Kapitel *Was kann ich bei Ein- oder Durchschlafproblemen meines Kindes tun?* (siehe dazu S. 84) die Rede sein.

Zunächst einmal sind zwei grundsätzliche Dinge zu betonen: Mit »Durchschlafen« ist bei Säuglingen und kleinen Kindern keineswegs eine zusammenhängende Schlafperiode gemeint, die von abends bis morgens andauert. Von Durchschlafen spricht man vielmehr dann, wenn Kinder fünf bis sieben Stunden am Stück schlafen, also zwischen zwei Schlafzyklen, die jeweils eine Dauer von circa drei Stunden haben, nicht mehr aufwachen. Ohnehin ist der menschliche Schlaf so angelegt, dass es in jeder Nacht zu mehrmaligem Aufwachen kommt. Normalerweise nehmen wir diese Übergänge in die unterschiedlichen Schlafstadien nicht wahr und tauchen, ohne bewusst wach zu werden, in die nächste Schlafphase ein.

Sollten Sie also mit anderen Eltern über das Durchschlafen Ihrer Babys ins Gespräch kommen und Missverständnisse vermeiden wollen, ist es wichtig zu berücksichtigen, dass Durchschlafen bei Kindern und Erwachsenen nicht dasselbe meint. Sind Sie noch von der letzten Nacht gerädert, in der Sie zwei- bis dreimal aufgestanden sind, weil Ihr Kind sich gemeldet hat, und hören dann »*Unser Paul schläft schon seit einem Monat durch*«, dann lässt Sie das – wie schon so manch übermüdete Mutter vor Ihnen – verzweifeln und unnötig an sich zweifeln.

Es ist auch wichtig zu betonen, dass es bei Säuglingen und kleinen Kindern ganz normal ist, wenn sie nachts mehrmals aufwachen. Der Großteil aller Säuglinge wacht bis zum ersten Lebensjahr (und viele auch darüber hinaus) mindestens einmal pro Nacht auf, meistens häufiger. Aus evolutionärer Sicht ist es auch durchaus sinnvoll, dass der Schlaf von kleinen Kindern eher leicht und von mehrfachen nächtlichen Unterbrechungen geprägt ist. Zum einen ermöglicht dies die Nahrungsaufnahme, denn im Vergleich zu anderen Säugetieren verdaut der Mensch die Muttermilch eher schnell; somit ist es bei stillenden Müttern zu Beginn notwendig, dass das Kind auch nachts ernährt wird. Zum anderen erfüllte mehrfaches Aufwachen in der Vergangenheit wohl auch den Zweck, zu überprüfen, ob man in einer Umgebung, in der es z. B. gefährliche Tiere gab, noch in Sicherheit war. Außerdem garantiert nächtliches Aufwachen, dass ein Kind auf sich aufmerksam machen kann, wenn ihm kalt ist oder etwas anderes nicht in Ordnung ist.

Eine kleine Auswahl von Forschungsergebnissen soll nun das bisher Gesagte verdeutlichen:

- Laut einer Studie von Dieter Wolke,[2] Professor für Entwicklungspsychologie an der Universität Warwick, wachen 22 Prozent der Kinder im Alter von 5 bis 20 Monaten regelmäßig nachts auf, im Alter von 24 Monaten sind es 29 Prozent der Kinder.[3]
- 30 bis 40 Prozent der achtmonatigen Säuglinge finden nach nächtlichem Aufwachen nicht von alleine wieder in den Schlaf.[4]
- Die Forschergruppe um Prof. Fegert kommt zu dem Ergebnis, dass über ein Drittel (40 Prozent) aller Kinder im Alter zwischen einem halben Jahr und drei Jahren ihre Eltern regelmäßig einmal in der Nacht wecken und wiederum die Hälfte dieser Kinder pro Nacht noch häufiger aufwacht und die Eltern einspannt.[5]

Diese Ergebnisse zeigen, dass es sehr vielen Kindern nicht sofort leichtfällt, durchzuschlafen. Wie bereits angedeutet, wachen besonders gestillte Kinder häufiger nachts auf, da sie im Vergleich zu Flaschenkindern im Laufe des Tages einen kleineren Teil ihres Kalorienbedarfs abdecken und nachts hungriger sind. Auf das Thema Ernährung und Durchschlafen wird zusätzlich in dem Kapitel *Was kann ich bei Ein- oder Durchschlafproblemen meines Kindes tun?* (siehe dazu S. 84) eingegangen.

Wie bereits beschrieben, folgt das Schlafverhalten von Säuglingen zwischen der zweiten und der vierten Lebenswoche einem zunehmend regelmäßigen Rhythmus. Grundsätzlich sind Babys ab der zehnten Lebenswoche potenziell in der Lage, nachts durchzuschlafen. Ab dem vierten Lebensmonat schläft mit 70 Prozent ein großer Teil der Kinder durch. Da das Schlafverhalten jedoch von

Kind zu Kind sehr stark variieren kann, ist es gut möglich, dass Ihr Kind (wie Lana aus dem Fallbeispiel) schon nach wenigen Wochen nachts durchschläft, jedoch zu dem Viertel aller Säuglinge gehört, die zwischen dem sechsten und dem zwölften Lebensmonat erneut beginnen, nachts aufzuwachen. Natürlich ist es aber auch denkbar, dass Ihr Kind einem noch ganz anderen Schlafentwicklungsverlauf folgt, denn bezüglich des Schlafverhaltens bestehen große Variationen (siehe dazu auch *Wann und wie viel sollte mein Baby schlafen?*, S. 64).

Für frühgeborene Säuglinge gelten die obigen Angaben nur eingeschränkt, denn in diesem Fall geht man von dem errechneten Termin und nicht von dem Geburtsdatum aus, so dass bei einem vier Wochen zu früh geborenen Säugling die prinzipielle Möglichkeit des Durchschlafens erst vier Wochen später besteht.

Welche Schlafumgebung ist für mein Kind am besten?

Genauso wie Eltern entscheiden müssen, ob sie ihr Kind stillen oder mit der Flasche ernähren wollen, müssen sie sich früher oder später auch mit der Frage auseinandersetzen, wie und wo ihr Kind schlafen soll. Wir möchten Ihnen in diesem Kapitel Informationen geben, die Ihnen dabei helfen, eine für Ihre Familie individuell passende Entscheidung zu treffen. Zu diesem Zweck werden wir verschiedene Schlafarrangements skizzieren sowie etwaige Vor- und Nachteile aufzeigen. Unter Berücksichtigung der unterschiedlichen Möglichkeiten der Schlafplatzwahl möchten wir Ihnen abschließend wichtiges Hintergrundwissen zur Gestaltung einer geeigneten Schlafumgebung zur Verfügung stellen.

Sicherlich wird sich jede Leserin und jeder Leser diesem Thema mit unterschiedlichen Vorerfahrungen, Lebensentwürfen und Ansichten nähern. Grundsätzlich gibt es viele Möglichkeiten, wie Sie die Schlafsituation in Ihrer Familie gestalten können: angefangen bei einem eigenen Bett für das Kind in einem eigenen Zimmer über das separate Kinderbett im Elternschlafzimmer oder einen sogenannten Babybalkon bis hin zum gemeinsamen Schlafen in einem Bett. Auch zwischen all diesen Möglichkeiten ist noch genug Raum für Variationen: So kann sich die Wahl des Schlafplatzes sowohl mit der Zeit als auch innerhalb einer Nacht verändern. Der wichtigste Faktor bei der Frage, wie man die Schlafumgebung gestalten möchte, ist sicherlich durch keinen Ratgeber der Welt zu ersetzen und liegt ganz bei Ihnen als Eltern: Welche Entscheidung für *Sie* die beste ist, hängt stark von persönlichen Faktoren wie Lebensstil, Lebensumfeld, Kräftehaushalt und Wohlbefinden ab. Sollten Sie das Gefühl haben, noch nicht genau zu wissen, wie genau Sie sich am wohlsten fühlen, kann es hilfreich sein, verschiedene Optionen zu testen. Erlauben Sie sich herauszufinden, welches Schlafarrangement Sie mit Entspannung verbinden, denn dies wird von jeder Mutter und jedem Vater ganz unterschiedlich empfunden: Viele Mütter erleben es als angenehm, ihr Baby nah bei sich zu wissen; es beruhigt sie, die Bewegungen des Kindes im Schlaf oder die Atemgeräusche immer wahrnehmen zu können. Bei anderen Müttern hingegen löst ein solches Schlafarrangement mehr Anspannung und Stress aus und könnte dazu führen, dass eine Mutter angestrengt dem Atem ihres Babys lauscht und selbst nur schwer zur Ruhe kommt.

Hilfreich kann auch hier ein Blick über den Tellerrand hinaus sein. Wie geht die Mehrheit der Weltbevölkerung mit der Frage nach der besten Schlafumgebung für Kinder um?

In den meisten Teilen der Welt wachsen Kinder in engem (körperlichem) Kontakt zu ihrem familiären und sozialen Umfeld auf. Während die Babys der kamerunischen Nso beispielsweise fast den gesamten Tag in einem Tragetuch auf dem Rücken der Mutter oder dem eines anderen Familienmitgliedes verbringen,[6] liegen viele deutsche Kinder während längerer Zeiträume allein in ihrem Bettchen oder auf einer Decke. Vor allem nachts ist in den meisten Kulturen ein eher enges Schlafarrangement üblich. Zum Beispiel wäre es für eine Nso-Mutter undenkbar, ihr Baby in einem separaten Zimmer schlafen zu lassen. Im Vergleich zum Großteil der Weltbevölkerung werden viele Babys hierzulande schon früh an ein eigenes Bett in einem separaten Zimmer gewöhnt. Dahinter steckt nicht selten die Vorstellung, dass Kinder schon früh lernen sollten, selbstständig zu sein, sowie zum Teil auch die Angst, man würde das Kind für die nächsten Jahre nicht mehr »ausquartieren« können.

Die Schlafumgebung wird also je nach kulturellem Kontext sehr unterschiedlich gestaltet. Dies veranschaulicht die Fülle an verschiedenen möglichen und erfolgreichen Herangehensweisen. Auch dies kann dabei helfen, den eigenen Weg zu finden und diesem zu vertrauen. Bei unserer Arbeit in der *Babysprechstunde Osnabrück* ist es uns besonders wichtig, jede Rat suchende Familie im Rahmen ihrer *eigenen* Vorstellungen von Familienleben und Erziehung zu beraten. Wir möchten diese nicht grundsätzlich verändern und dementsprechend mit diesem Ratgeber auch nicht vermitteln, ein bestimmter Erziehungsstil, hier z.B. der afrikanische, sei besser oder schlechter.

Ganz unabhängig von der jeweiligen Herkunftskultur

brauchen sicherlich alle Säuglinge viel körperliche Nähe, um sich sowohl seelisch als auch körperlich wohlzufühlen. Eltern sollten diesem Grundbedürfnis von Säuglingen in jedem Fall und so gut es geht entsprechen.

Wenn es auch keine Patentlösungen für die Gestaltung der Schlafumgebung von Säuglingen gibt, so möchten wir Ihnen an dieser Stelle doch einige hilfreiche und wissenswerte Erkenntnisse zum gemeinsamen bzw. getrennten Schlafen geben, die Ihnen bei der Suche nach dem für Sie passenden Weg helfen können:

Unterstützung wichtiger Körperfunktionen des Kindes: Untersuchungen zeigen, dass zentrale Körperfunktionen wie der Atemrhythmus, der Herzschlag und die Wärmeregulation durch eine Schlafposition nahe der Mutter stabilisiert werden.[7,8] Besonders frühgeborene Kinder können davon profitieren, im Bett der Eltern zu schlafen: Sie wachsen und gedeihen häufig besser und sind ihren alleine schlafenden Altersgenossen in der neurologischen Entwicklung voraus.

Erhöhte Kalorienaufnahme des Kindes: Gestillte Säuglinge, die bei der Mutter schlafen, nehmen nachts ein Drittel mehr Kalorien auf als gestillte Säuglinge, die alleine schlafen. Für Kinder mit Gedeihproblemen kann eine solche Schlafumgebung von besonderem Nutzen sein, da sie schneller an Gewicht zunehmen und ihr Immunsystem durch die Muttermilch zusätzlich gestärkt wird.[9]

Erleichterung des nächtlichen Stillens: Schläft das gestillte Kind im Elternbett, ist es für die Mutter mit wesentlich weniger Aufwand verbunden, das Kind zu stillen. In Studien konnte gezeigt werden, dass viele Mütter in Sekundenschnelle auf das wach werdende Baby reagieren und es zum Stillen anlegen. Oft läuft dieser Vorgang so reibungslos ab, dass Mutter und Kind gar nicht richtig wach werden und dementsprechend schneller wieder in den Schlaf finden.

Neben den eben genannten Vorteilen des gemeinsamen Schlafens im Elternbett werden die folgenden Argumente, je nach persönlicher Empfindung der Eltern, als positiv, negativ oder auch als neutral bewertet.

Qualität des Schlafs: Die Frage, ob die Schlafqualität mit oder ohne Kind im Bett besser ist, lässt sich nicht pauschal beantworten. In einer Studie von Martin Stein und Mitarbeitern zeigte sich, dass Mütter, die ihre Kinder bei sich schlafen ließen, ihren Schlaf als erholsamer beurteilten als Mütter, deren Kinder die Nacht in ihrem eigenen Bettchen verbrachten. Eltern mit einem eher empfindlichen Schlaf oder solche, die eher unfreiwillig nächtlichen Besuch bekamen, nahmen mit einem Kind im Bett eine schlechtere Qualität ihres Schlafes wahr.[10]

Privatsphäre: Auch wenn das Thema Sexualität in der ersten Zeit nach der Geburt für viele Eltern zweitrangig ist bzw. schon aufgrund von Müdigkeit, Energiemangel oder Verletzungen im Dammbereich nicht an erster Stelle steht, wird es früher oder später wieder wichtig sein, die Paarbeziehung auch auf körperlicher Ebene zu pflegen. Grundsätzlich gibt es keinen Grund zu Befürchtungen, wenn das Intimleben auch in der Nähe des Säuglings stattfindet. Darüber hinaus gibt es aber vermutlich sowohl örtliche als auch zeitliche Alternativen, die entdeckt werden können. Dennoch kann es sein, dass Eltern sich durch die Anwesenheit ihres Babys in ihrer Privatsphäre so eingeschränkt fühlen, dass Sex für sie nicht denkbar ist.

Gesundheit: Nicht wenige Eltern fürchten auch, ihr Kind sei bei gemeinsamem Schlafen einem erhöhten Risiko für den plötzlichen Kindstod ausgesetzt, oder sie haben Angst davor, ihr Kind im Schlaf zu erdrücken.

Dazu ist Folgendes festzuhalten: Es gibt kein erhöhtes Risiko für den plötzlichen Kindstod bei gemeinsamer Schlafsituation. Entgegen der Meinung einiger Kinderärzte kann man heute mit Sicherheit sagen, dass Babys sowohl alleine als auch im Elternbett sicher schlafen. Auf folgende Punkte sollten Sie aber in jedem Fall achten, wenn Sie gemeinsam mit dem Kind in einem Bett schlafen:

- **Verminderung des Reaktionsvermögens:** Unter Einfluss von Substanzen wie Alkohol, Cannabis, Schlaftabletten o.Ä. werden die natürlichen und intuitiven Schutzmechanismen der Eltern gehemmt. Gemeinsam in einem Bett zu schlafen ist unter diesen Umständen nicht mehr sicher.
- **Rauchen der Eltern:** Das Risiko für den plötzlichen Kindstod bei Säuglingen, die im Bett einer rauchenden Mutter schlafen, erhöht sich im Vergleich zu Säuglingen, die alleine schlafen, selbst wenn die Mutter nicht im Schlafzimmer raucht.

Unabhängig davon, mit welchem Schlafarrangement sich alle Beteiligten am wohlsten fühlen, möchten wir Ihnen hier noch einige grundsätzliche Empfehlungen geben. Dazu gehören:

Keine sehr weichen Unterlagen: Bei der Bettung des Kindes ist grundsätzlich darauf zu achten, dass die Unterlage nicht zu weich oder uneben ist. Ebenso sollten Sie nach Möglichkeit darauf verzichten, Ihr Kind in einem Wasserbett, auf einem weichen Sofa, einem Schaffell und ähnlich weichem Bettzubehör schlafen zu legen – ganz gleich, ob es dort mit Ihnen gemeinsam schläft oder nicht.

Überwärmung: Achten Sie darauf, dass Ihr Baby nicht zu stark zugedeckt ist. Als ideales Bettzeug für Kinder haben sich mittlerweile Schlafsäcke bewährt. Sie sind besonders für bewegungsaktive Kinder geeignet, da sie dafür sorgen, dass das Kind sich nicht aufdeckt und auskühlt. In diesem Sinne sollte auch auf eine angemessene Temperatur im Schlafzimmer geachtet werden. Optimal ist es, wenn Sie Ihr Kind in ein gut gelüftetes, nicht über 19 Grad geheiztes Zimmer zum Schlafen legen. Auf eine Kopfbedeckung sollte ebenso verzichtet werden wie auf Kuscheltiere, Kissen oder Decken, die über den Kopf gezogen werden könnten.

Ein geeignetes Kinderbett: Sollte Ihr Kind in einem Gitterbettchen schlafen, sollten Sie kontrollieren, dass der Abstand zwischen den Stäben nicht zu groß ist (maximal sieben Zentimeter). So wird ein Einklemmen des Köpfchens zwischen den Stäben verhindert.

Neben allen praktischen Hinweisen für die Gestaltung einer guten Schlafumgebung für Ihr Kind kommt es nicht zuletzt besonders auf eines an: Geborgenheit. Für welche Form des Schlafarrangements auch immer Sie sich entscheiden: Es ist wichtig, eine Atmosphäre zu schaffen, in der sich Ihr Baby wohl fühlen und sich entspannen kann.

Warum will mein Kind nicht ins Bett?

Bevor wir uns zum Abschluss des gesamten Kapitels über den kindlichen Schlaf mit der Frage beschäftigen, was Sie als Eltern tun können, damit Ihr Kind besser ein- bzw. durchschlafen kann, ist es hilfreich, genauer zu verstehen, weshalb das Zubettgehen in vielen Familien früher oder später zu einem schwierigen Thema wird. Zu diesem Zweck sollte die obige Frage möglicherweise folgendermaßen umformuliert werden: Warum will mein Kind nicht *alleine* ins Bett?

Betrachtet man den Entwicklungsverlauf der gesamten Menschheit, ist das getrennte Schlafen von Kindern und Eltern noch eine recht junge Erscheinung, die – wie eben erläutert – hauptsächlich in westlich geprägten Kulturen praktiziert wird. Dass Kinder mit dieser Form des Schlafarrangements sofort einverstanden sind und ohne anfänglichen Protest selbstständig einschlafen, ist die Ausnahme. Die Regel ist dagegen eher, dass Kinder es beängstigend finden, alleine im Dunkeln einzuschlafen oder nachts aufzuwachen und alleine zu sein.

Aus folgenden Gründen ist diese Reaktion durchaus plausibel:

Die Natur hat es so eingerichtet, dass Kinder in der geschützten Atmosphäre der Eltern schlafen. Aus Sicht der Evolutionsbiologie erfüllte dies den Zweck, Kinder vor Angriffen gefährlicher Tiere zu bewahren. In diesem Sinn ist auch die kindliche Angst vor der Dunkelheit mehr als nur eine unpraktische und sinnlose Reaktion, sondern diente als wichtiger Schutzmechanismus davor, dass sich Kinder nicht zu weit von ihren Bezugspersonen entfernten.

In der biologischen Urversion der familiären Schlafsituation schlafen Kinder in engem Körperkontakt mit ihren Eltern bzw. an der Brust der Mutter ein.

Kinder sind erst ab einem Alter von circa acht Monaten in der Lage zu begreifen, dass Personen oder Gegenstände noch weiter existieren, obwohl sie nicht (mehr) sichtbar sind. Der Schweizer Entwicklungspsychologe Jean Piaget nannte diese Fähigkeit »Objektpermanenz«. Alleine zu schlafen erleben Kinder bis zu diesem Alter daher oftmals als eine Art Verlust. Sie können sich noch nicht selbst sagen: *Es ist alles in Ordnung, Mama und Papa sind ja nebenan.*

Das natürliche biologische Bedürfnis von Kindern nach Nähe steht häufig im Widerspruch zu den gesellschaftlichen Vorstellungen und Erwartungen unserer Zeit und unserer Kultur. Vergleicht man die Erwartungen deutscher und afrikanischer Familien hinsichtlich des selbstständigen Schlafens ihrer Kinder, erhält man stark voneinander abweichende Antworten: Kamerunische Mütter des Nso-Volkes gehen davon aus, dass ihr Kind mit fünf Jahren alleine schläft, wohingegen dies von Eltern hierzulande nach vier bis sechs Monaten erwartet wird.[11] Unabhängig von der Frage, was nun richtig oder falsch ist (denn darauf gibt es keine eindeutige Antwort), sind viele Babys mit sechs Monaten sicherlich noch damit »überfordert«, beim Einschlafen und während der Nacht alleine zu sein. Die Tatsache, dass afrikanische Eltern sehr selten von Schlafproblemen ihrer Kinder berichten, kann auch als Hinweis darauf dienen, nicht zu früh zu viel von Babys zu erwarten.

Auch in anderen Kapiteln war bereits häufiger die Rede von den sogenannten Selbstregulationsfähigkeiten des Menschen. Auch in Bezug auf das kindliche Schlafverhalten und die Frage »*Warum will mein Kind nicht ins Bett?*« spielt dieser Punkt eine wichtige Rolle. Die Fähigkeit sich selbst beruhigen zu können und selbstständig einzuschlafen, ist bei sehr vielen Kindern in den ersten Jahren noch nicht vollständig entwickelt und kann individuell sehr unterschiedlich ausgeprägt sein.

Betrachten wir das »Zubettgehen« bzw. Einschlafen einmal aus unserer eigenen erwachsenen Sicht, so werden wir schnell feststellen, dass auch viele Menschen in fortgeschrittenem Alter sich nicht ohne Umschweife, Unbehagen oder kleine bis große Hilfsmittel ins Bett legen, die Augen schließen und schlafen. Da gibt es jene, die regelmäßig vor dem Fernseher einschlafen und sich von den Hintergrundgeräuschen des nächtlichen Spielfilms in den Schlaf »lullen« lassen, oder diejenigen, die sich ein Hörbuch in den CD-Player legen, um entspannt einschlafen zu können. Wieder andere haben es sich zur Gewohnheit gemacht, ein Glas Rotwein oder ein Buch als Einschlafhilfe zu gebrauchen, um nicht aufgewühlt vom vergangenen Tag und voller Gedanken an den nächsten schlaflos im Bett liegen zu müssen. Die meisten Erwachsenen schlafen lieber zu zweit als alleine, und genauso wie die eben genannten, oft unbewusst eingesetzten Einschlafhilfen ist dies alles andere als verwerflich, sondern macht Folgendes deutlich: Um in den Schlaf zu finden, müssen wir »runterkommen«, d.h. die Erlebnisse des Tages loslassen und sowohl den Geist als auch den Körper entspannen. Nicht nur für Kinder, sondern auch für viele Erwachsene ist dies nicht immer einfach und muss häufig erst gelernt werden oder die Fähigkeit dazu muss weiterentwickelt werden.

Aus diesem Grund sind Abend- oder Zubettgehrituale wichtig: Sie erleichtern Babys den Übergang vom Tag in die Nacht und helfen dabei, eine Atmosphäre zu schaffen, in der ein Tag in Ruhe ausklingen kann. Wie genau ein solches Ritual abläuft, kann von Ihnen als Eltern sehr kreativ und flexibel selbst bestimmt werden. Wichtig ist es, darauf zu achten, dass Ihr Einschlafritual immer ähnlich abläuft und dem Kind Sicherheit und Geborgenheit bietet sowie signalisiert: Jetzt wird es Zeit, ruhiger zu werden und sich langsam auf die Nacht einzustellen. Folgendes Beispiel von Frau Ostermeyer und ihrem neun Monate alten Sohn Malte veranschaulicht, wie ein Abendritual gestaltet werden kann. Frau Ostermeyer erzählt:

»Seitdem mein Mann und ich für unseren Sohn Malte ein kleines Einschlafzeremoniell eingeführt haben, ist das Ins-Bett-Bringen für uns alle viel angenehmer geworden. Gegen halb acht Uhr abends geht einer von uns mit Malte nach oben und er wird gebadet. Meine Schwester hatte mir zwar davon abgeraten, da ihre Tochter nach einem Bad am Abend eher aufgedreht und aktiviert war, aber bei uns klappt das ganz wunderbar. Danach lege ich Malte auf die Wickelkommode und mache ihn bettfertig, den Raum habe ich dann schon abgedunkelt. Oft spielen wir dann noch ein bisschen miteinander oder ich erzähle ihm mit tiefer, ruhiger Stimme etwas. Diese Momente genießen wir dann beide sehr, und ich nehme mir die Zeit, alles ganz in Ruhe zu machen und mich dabei selbst zu entspannen. Wenn Malte in seinem Bettchen liegt, singe ich ihm etwas vor und mache ein schönes Schlummerlämpchen an. Mittlerweile sind wir uns sicher, dass Malte sogar schon irgendwie gelernt hat, sich zu entspannen und auf sein Bettchen einzustellen, wenn ich ihn nach oben trage und bettfertig mache.«

Dabei ist es nicht unbedingt notwendig, dass Mutter und Vater dasselbe Abendritual pflegen, allerdings sollte das Vorgehen jedes Einzelnen für sich eher konstant bleiben. Generell gilt, dass jede Familie auch beim Abendritual erst herausfinden muss, welches Vorgehen passend ist. Auf ein abendliches Bad reagieren zwar die meisten Kinder mit Entspannung, wie in dem Fall von Frau Ostermeyer, aber verallgemeinern lässt sich dies nicht.

In unserer Arbeit mit Rat suchenden Familien stellen Eltern ihre Kinder nicht selten als »schlafgestört« vor, und in der Regel wird von Schlafproblemen des Kindes gesprochen. Uns geht es jedoch maßgeblich darum, Familien so zu entlasten, dass Kinder *und* Eltern erholsamere Nächte mit weniger Unterbrechungen erleben. Dabei ist folgende Haltung von zentraler Bedeutung: Schlafschwierigkeiten von Säuglingen und Kleinkindern sind weder ein Fehler noch eine Schwäche des Kindes (oder der Eltern), noch sind sie Ausdruck oder erste Anzeichen dafür, dass ein Baby sich zu einem verwöhnten Kind entwickeln wird, das gerade lernt, man könne durch Schreien alles bekommen. *Verwöhnen* sollte hier nicht mit *gewöhnen* verwechselt werden: Kinder, die auf eine Gewohnheit, wie z.B. das Einschlafen an der Brust oder an der Seite der Mutter, verzichten sollen, reagieren ganz natürlich mit Abwehr und Protest, denn so wird ihnen eine natürliche und liebgewonnene Einschlafhilfe genommen. Vielmehr können Schlafprobleme des Kindes als Botschaft verstanden werden: *Ich brauche noch Hilfe und Unterstützung beim Ein- und Durchschlafen. Ich kann das noch nicht alleine!* Geben Sie Ihrem Kind noch etwas Zeit. Wie genau Sie es dabei unterstützen und begleiten können, so dass es später freiwillig bzw. ohne größere Probleme alleine in den Schlaf findet, wird im folgenden Kapitel besprochen.

Was kann ich bei Ein- oder Durchschlafproblemen meines Kindes tun?

Familie Friedrich hat Zuwachs bekommen: Saskia ist fünf Monate alt. Schwangerschaft und Geburt verliefen bei Frau Friedrich leider nicht ganz unproblematisch und haben die ganze Familie sehr mitgenommen. Saskia ging es zwar sehr bald prima, nur mit dem Schlafen klappte es zunächst nicht so gut. Vor allem das Durchschlafen war problematisch: Wenn Frau Friedrich ihre Tochter abends nach dem Einschlafritual in ihr Bettchen legte und noch eine Weile neben dem Bett wartete, schlief Saskia zwar nach circa einer Viertelstunde ein. Nach fünf Stunden wurde Saskia dann aber das erste Mal wach und zum Stillen aus ihrem Bettchen geholt. Sie anschließend wieder zum Einschlafen zu bekommen gestaltete sich als sehr langwierig und mühevoll. Frau Friedrich war danach meistens ziemlich entnervt, und an ein Weiterschlafen war auch nicht zu denken. In Absprache mit ihrem Mann beschloss Frau Friedrich, ihre Tochter nach dem ersten Aufwachen zu sich ins Elternbett zu holen. So konnte sie Saskia stillen und nebenbei schon fast selbst wieder in den Schlaf gleiten. Auch wenn Saskia sich nachts noch bis zu dreimal meldete, empfand Frau Friedrich dies nicht als große Belastung. Bevor sie oder ihr Mann richtig wach wurden, konnte sie prompt auf die unruhig und wach werdende Saskia reagieren und sie wieder in den Schlaf stillen.

Über kaum ein anderes Thema sind so viele Elternratgeber geschrieben worden wie über den besten Umgang mit »Schlafproblemen« von Babys. Rat suchende Eltern stoßen mittlerweile auf eine Vielfalt unterschiedlichster Schlafprogramme, die alle damit werben, *den* Königsweg zum Ein- und Durchschlafen zu bieten. Teils widersprüchliche Informationen und Handlungsanweisungen sowie verunsicherte Eltern sind die Kehrseite dieses reichhaltigen Informationsangebotes und der zunehmenden Psychologisierung des Elternseins.

Durchwachte und unruhige Nächte mit Babys können ohne Frage eine ernst zu nehmende Belastung für Eltern sein und sollten nicht bagatellisiert werden. 87 Prozent der Eltern (von Kindern über sieben Monate), die sich an die Spezialambulanz des Münchner Kinderzentrums unter der Leitung von Mechthild Papoušek wandten, taten dies aufgrund von Schlafproblemen ihrer Kinder.[12] Dauerhafte nächtliche Unruhe und Schlafentzug wirken sich nicht nur auf das körperliche Wohlbefinden von Eltern aus, sondern können unter Umständen auch negative Emotionen wie Frust, Wut und eine allgemeine psychische »Dünnhäutigkeit« hervorrufen.

So ist es auch mehr als verständlich, dass Eltern sich konkrete Tipps erhoffen, die sie möglichst schnell zum Erfolg und damit zu ungestörten Nächten führen. Ihnen hingegen sagen zu müssen, dass es tatsächlich keine für *alle* gültige und funktionierende Methode gibt, kann zuerst frustrierend sein. Auch deshalb ist es ganz besonders wichtig, dass Eltern einen individuell passenden Umgang mit dem Thema Schlafen finden. Wie in vorangehenden Kapiteln bereits ausgeführt wurde (siehe dazu auch *Wie entwickelt sich der Schlaf bei Kindern?*, S. 61, und *Ab wann schlafen Kinder durch?*, S. 68), ist nächtliches Aufwachen bei kleinen Kindern normal. Dennoch ist es ratsam, organische Ursachen für die Schlafprobleme durch den Kinderarzt ausschließen zu lassen.

Zudem haben Sie als Mutter und Vater natürlich durchaus ein Recht darauf, etwas am Schlafverhalten Ihres Babys verändern zu wollen, denn langfristig geht es jedem

Baby mit ausgeruhten und glücklichen Eltern am besten. Bevor erste konkrete Schritte der Veränderung unternommen werden, ist es allerdings wichtig herauszufinden, wie es um den Schlafbedarf Ihres Babys bestellt ist. Möglicherweise schläft Ihr Baby tagsüber schon so viel, dass es dementsprechend nachts ein geringeres Schlafbedürfnis hat. Oskar G. Jenni und Monique K. LeBourgeois konnten in einer umfangreichen Schlafstudie zeigen, dass Probleme mit dem Einschlafen oftmals daher rühren, dass die Kinder nicht wirklich müde sind.[13] Um zu vermeiden, dass Ihr Kind mehr Zeit im Bett verbringt, als es überhaupt schlafen kann, lässt sich mithilfe eines sogenannten Schlafprotokolls sein individuelles Schlafmaß ermitteln. So erfahren Sie, wie viel Schlaf Ihr Kind in 24 Stunden braucht, wie viel Schlaf es während des Tages braucht, um ausgeglichen zu sein, und welches die besten Schlafenszeiten tagsüber und nachts sind (siehe dazu auch *Wann und wie viel sollte mein Baby schlafen?*, S. 64). Folgendes Beispiel dient der Veranschaulichung:

Merle ist 18 Monate alt. Nachdem ihre Eltern sieben Tage lang ein Schlafprotokoll geführt haben, stellen sie fest, dass Merle mit durchschnittlich zwölf Stunden Schlaf ausgeglichen, zufrieden und agil ist. Zwischen circa 14 und 16 Uhr hält Merle ihr tägliches Mittagsschläfchen von mindestens zwei Stunden und wird gegen 19.30 Uhr ins Bett gelegt. Die Eltern beschließen, den Tagesschlaf ihrer Tochter auf eine Stunde zu verkürzen und sich damit zu arrangieren, dass Merle noch bis circa 20 Uhr bei ihnen ist, bevor sie ins Bett gebracht wird. So haben die Eltern zwar etwas weniger ungestörte Zeit alleine, sind aber insgesamt weniger gestresst von dem sonst so langwierigen Ins-Bett-Bringen. Sie stellen fest, dass Merle seit dieser Veränderung abends wirklich müde ist und relativ schnell einschläft.

Im Folgenden soll eine Auswahl nützlicher Methoden aufgeführt werden, die sich dazu eignen, das Schlafverhalten Ihres Babys günstig zu beeinflussen:

Auf die Signale des Babys achten: Versuchen Sie sich Zeit zu nehmen, um Ihr Baby immer besser kennenzulernen. Etwa alle fünfzig Minuten findet bei Kindern der Wechsel von einem aktiveren in einen eher ruhigen Zustand statt. Diese Übergänge sind gleichzeitig ein günstiges Zeitfenster für das Einschlafen. Versuchen Sie, Zeichen für Müdigkeit zu erkennen: Häufig beginnnen Babys, ihren Blick abzuwenden, wenn sie müde werden. Sie bekommen leicht gerötete Augen, fangen an zu gähnen oder beginnen auch, sich die Augen zu reiben. Eltern, die die Zubettgehzeit von den Signalen des Babys abhängig machen, erleben häufig weniger Schwierigkeiten.

Befriedigung kindlicher Bedürfnisse: Alle Babys und Kinder haben ein natürliches und starkes Bedürfnis nach körperlicher Nähe, Geborgenheit und Aufmerksamkeit. Kindern, die tagsüber genügend Zuwendung erfahren, fällt es meistens leichter, »Abschied« vom Tag zu nehmen.

Regelmäßigkeit im Tagesablauf: Ein regelmäßiger Rhythmus im Tagesablauf hilft vielen Kindern dabei, sich in der Welt zurechtzufinden und auch im Hinblick auf die Nacht und das Einschlafen zu orientieren. Aber auch hier gilt: Jede Familie und jedes Kind ist anders und ein eher gleichförmiger und geregelter Ablauf des Tagesgeschehens ist kein Muss.

Einschlafzeremoniell: Siehe dazu das Kapitel *Warum will mein Kind nicht ins Bett?*, S. 79.

Verzicht auf nächtliches Wickeln: Ein Grund, weshalb Kinder (und Mütter) häufig Schwierigkeiten haben, nachts wieder einzuschlafen, ist das nächtliche Windelnwechseln. Für einige Mütter ist es zunächst eine ungewöhnliche Vorstellung, aber solange Ihr Baby keine Hautprobleme hat und sich nicht beschwert, können Sie durchaus auch auf das nächtliche Wickeln verzichten.

Vertrauen schaffen durch bekannte Gerüche: Für manche Kinder kann es beim Erlernen des Schlafens im eigenen Bett eine Hilfe sein, wenn getragene Kleidungsstücke von den Eltern mit im Bett liegen. Durch den bekannten Geruch der Bezugspersonen kann für das Kind ein Gefühl von Nähe und Sicherheit entstehen.

Körperliche Nähe: Das Einschlafen bzw. Wiedereinschlafen von Säuglingen und Kleinkindern kann häufig auch durch körperliche Nähe und sanfte Stimulation unterstützt werden, beispielsweise durch ruhiges Hochnehmen und beruhigende Geräusche, durch leichtes Hin- und Herschaukeln, durch Streichen von oben über den ganzen Körper oder über den Kopf und die Augen, durch rhythmisches Klopfen auf den Po oder dadurch, dass eine Hand beruhigend auf den Rücken oder den Bauch des Kindes gelegt oder seine Schlafposition sanft verändert wird. Versuchen Sie sich Zeit zu nehmen, um herauszufinden, welche Art der Beruhigungsstimulation für Sie und Ihr Kind passt.

Schnuller: Möglicherweise kann das Saugen an einem Schnuller helfen, in den Schlaf zu finden.

Pucken: Manche Säuglinge beruhigen sich besser, wenn sie eine gewisse Enge spüren, ähnlich wie die Enge, die sie in der Zeit im Mutterleib erfahren haben. Hier kann das sogenannte Pucken eine Hilfe sein, bei dem das Kind relativ fest in Tücher eingewickelt wird. Falls Sie den Eindruck haben, dass eine eingeschränkte Bewegungsfreiheit und das Erleben von Enge für Ihr Kind angenehm und beruhigend ist, können Sie sich diese Technik von einer Hebamme oder einer anderen ausgebildeten Person erklären lassen (siehe dazu auch *Was kann ich tun, wenn mein Baby viel schreit?*, S. 47).

Die Erfahrung in der Beratungsarbeit im Rahmen der *Babysprechstunde Osnabrück* hat gezeigt, dass Eltern, die über eine Schlafumstellung nachdenken, Folgendes berücksichtigen sollten:

Um bei der Schlafsituation zu einem zufriedenstellenden Ergebnis zu gelangen, kommt es viel weniger darauf an, ob Eltern tatsächlich tätig werden und was sie genau unternehmen, sondern vielmehr darauf, sich als Eltern wohlzufühlen und davon überzeugt zu sein, das Richtige zu tun. Bei aller Freiheit sollten Eltern jedoch darauf achten, Kinder bei nächtlichem Schreien während des ersten Lebensjahres nicht alleine zu lassen. Es kann zwar durchaus sinnvoll sein, nicht schon bei dem kleinsten Unmutsbekunden Ihres Kindes sofort zur Stelle zu sein, da es möglicherweise alleine wieder in den Schlaf findet und Sie es durch Ihre Präsenz eher wacher machen würden. Wenn Ihr Säugling allerdings richtig anfängt zu schreien, können Sie davon ausgehen, dass es ihm nicht gut geht. In diesem Zustand alleine gelassen zu werden würde dem Baby vermitteln, dass es vollkommen auf sich gestellt ist und niemand in der Nähe ist, der die Schwierigkeiten mitbekommt und Hilfe, Verständnis und Unterstützung anbietet.

Das Aufwachen ist, wie bereits zuvor erläutert, biologisch bedingt und kein bewusster Affront gegen die Eltern. Insofern ist auch der Nutzen erzieherischer Maßnahmen in diesem Fall begrenzt. Ebenso ist es nicht empfehlenswert, zur Behandlung frühkindlicher Schlafprobleme Medikamente einzusetzen. Schlaf- und Beruhigungsmittel hemmen die zyklische Aktivität des Schlafes und beeinträchtigen die Aufmerksamkeit des Kindes, wenn es wach ist.

Sollten Sie sich dafür entschieden haben, die aktuelle Schlafsituation mit Ihrem Baby nachhaltig zu verändern, also z. B. nicht mehr das Stillen als Einschlafhilfe zu benutzen oder eine Veränderung der Schlafumgebung (Schlafen im eigenen Zimmer) einzuführen, kann es hilfreich sein, wenn Sie sich schon früh über einige Dinge bewusst werden:

Aus evolutionsbiologischer Sicht gehört das selbstständige Schlafen von Kindern nicht zu ihrem ursprünglichen Verhaltensprogramm. Man kann daher die weitverbreiteten frühkindlichen Schlafprobleme auch als eine zeitweilige Abwehrreaktion auf das bei uns im Westen häufig anzutreffende moderne Schlafsetting alleine schlafender Kinder ansehen.[14]

Veränderungen der Einschlaf- und Aufwachzeiten oder des Schlafarrangements brauchen Zeit und Geduld. Es bedarf in vielen Fällen einer Zeitspanne von sieben Tagen bis zwei Wochen, bis sich Schlafzeiten verändert und angepasst haben (etwas, was manchem vielleicht vom Jetlag vertraut ist). Planen Sie also den (natürlichen) Protest und Widerstand Ihres Kindes ein und werden Sie sich, wenn möglich gemeinsam mit Ihrem Partner, darüber klar, wie Sie damit umgehen wollen.

Vor allem für die »akute« Veränderungsphase sollten Sie sich darüber Gedanken machen, wie Sie mit möglicherweise auftretender Erschöpfung umgehen können:

Wie können Sie sich als Partner gegenseitig unterstützen? Welche Unterstützungs- und Entlastungsmöglichkeiten gibt es für Sie tagsüber (Haushaltshilfe, Babysitter)?

Planen Sie den richtigen Zeitpunkt. Als Mutter und Vater verfügen Sie vielleicht nicht immer über die für Veränderungen erforderliche Energie. Beanspruchen äußere Umstände wie z.B. die Krankheit eines Familienmitgliedes, berufliche oder örtliche Veränderungen etc. bereits einen großen Teil Ihrer Kraftreserven, sollten Sie überlegen, ob es einen günstigeren Zeitpunkt für Veränderungen des Schlafarrangements gibt. Sie sollten sich in der Lage fühlen, die Sache ausgeruht und tatkräftig anzugehen. Sind Sie bereits am Anfang erschöpft und erholungsbedürftig, sinkt die Wahrscheinlichkeit, mit Ihren Maßnahmen konsequent zu bleiben.

Es gibt verschiedene Möglichkeiten, wie Sie vorgehen können. In vielen Fällen hat es sich bewährt, die jeweiligen Veränderungen in kleinen Schritten nach und nach durchzuführen. So haben die Kinder die Chance, sich über sanfte Übergänge an die Veränderung zu gewöhnen. Dies kann beispielsweise dadurch geschehen, dass der Körperkontakt als Einschlafhilfe von Abend zu Abend immer mehr reduziert wird und die Kinder nach und nach lernen, alleine einzuschlafen. Folgende Schritte skizzieren ein solches Vorgehen:

1. Das Kind herumtragen, bis es schläft, und es dann ins eigene Bett legen,
2. das Kind herumtragen, es noch wach ins Bett legen und durch Streicheln und sanftes Reden oder ruhiges Singen begleiten,
3. neben dem Bett sitzen und das Kind mit Worten beruhigen, bis es eingeschlafen ist,

4. sich etwas vom Bett entfernt hinsetzen und das Kind in den Schlaf begleiten,
5. aus dem Raum gehen, wenn das Kind noch nicht ganz eingeschlafen ist,
6. Schritt für Schritt immer früher den Raum verlassen.

Auch hier gilt natürlich, dass Sie versuchen sollten herauszufinden, welcher Weg für Sie und Ihr Kind passend ist. Vielleicht reicht es Ihnen ja schon, Ihr Kind nicht mehr herumtragen zu müssen, und Sie bleiben gerne neben ihm sitzen und singen, bis es eingeschlafen ist.

Wenn die Kinder älter sind (im zweiten oder dritten Lebensjahr) und Sie den Eindruck haben, dass größere Veränderungsschritte für Sie und Ihr Kind besser geeignet sind, dann kann es auch eine Möglichkeit sein, das Kind schon nach wenigen Vorbereitungsschritten alleine ins Bett zu legen und nach einem beruhigenden Abendritual und einer liebevollen Verabschiedung den Raum zu verlassen. Aller Wahrscheinlichkeit nach wird das Kind diese Veränderung mit größeren Protesten begleiten. Dann ist es mitunter hilfreich, es zunächst für ein oder zwei Minuten alleine zu lassen und nicht sofort hinzugehen. Sie sollten jedoch auch hier darauf achten, dass Sie Ihr Kind nicht zu lange alleine schreien lassen, sondern immer wieder mit ruhiger Stimme vermitteln, dass Sie da sind und alles in Ordnung ist. Auch ist es gut, wenn Sie dem Kind, als Ausgleich zum reduzierten Körperkontakt in der Nacht, tagsüber mehr Nähe zukommen lassen.

5. Stillen und Füttern

Brust oder Flasche?

Familie Helfrich hat vor drei Monaten ihr zweites Kind bekommen. Ben ist in seinen Wachphasen quicklebendig und meistens zufrieden. Wenn er Hunger hat, wird er etwas unruhig und Frau Helfrich kann ihn ohne Probleme anlegen und stillen. Dabei sucht Ben oft den Augenkontakt zu seiner Mama oder schläft friedlich beim Stillen ein. Das war nicht immer so: Obwohl die Geburt ohne Komplikationen verlaufen war, klappte es mit dem Stillen zunächst überhaupt nicht. Nach dem Milcheinschuss legte Frau Helfrich Ben immer wieder an und er saugte auch gierig an der Brust, aber sobald die Milch kam, fing Ben an zu schreien und Frau Helfrich konnte ihn kaum beruhigen. Oft schrie er stundenlang, bis er erschöpft einschlief. Für Frau Helfrich begann damit eine qualvolle Zeit. Durch das ständige Anlegen wurden die Brustwarzen zunehmend wund und die Milchbildung immer weiter angeregt, so dass das Stillen immer schmerzhafter und schwieriger wurde. Oft war Frau Helfrich in Erwartung des gefürchteten Schreiens schon vor dem Stillen sehr angespannt. Die frustrierenden Stillversuche ließen sie zudem immer mehr an ihren Fähigkeiten als guter Mutter zweifeln. Auch Herr Helfrich fühlte sich zunehmend hilflos. Wie konnte er seine Frau und Ben unterstützen? Sollten sie es mit der Flasche versuchen? Bei der älteren Tochter Marie hatte doch alles so gut geklappt. Nach langem Zögern und Überlegen sprach Frau Helfrich ihr Problem im Rückbildungskurs an. Die Frauen reagierten sehr ver-

ständnisvoll und Frau Helfrich war ganz überrascht, dass auch andere von Problemen berichteten. Die Hebamme vereinbarte sofort einen Termin mit Frau Helfrich, um das weitere Vorgehen zu besprechen. Von diesem Zeitpunkt an konnte die ganze Familie langsam wieder durchatmen und Stück für Stück gelassener werden.

Die Entscheidung, ob sie ihr Kind stillen oder nicht, ist oft eine der ersten, mit der sich werdende Eltern auseinandersetzen. Muttermilch gilt allgemein als die natürlichste und beste Ernährung für den Säugling und bietet auch für die Mutter gesundheitliche Vorteile. Die Weltgesundheitsorganisation (WHO) wie auch viele andere anerkannte internationale Organisationen empfehlen deshalb, Babys in den ersten sechs Lebensmonaten ausschließlich zu stillen. Tatsächlich fangen in Deutschland circa 90 Prozent der Mütter nach der Geburt an zu stillen, diese Rate sinkt aber bereits in den ersten zwei Lebenswochen auf circa 60 Prozent (bezogen auf ausschließlich gestillte Babys). Lediglich circa 10 Prozent der Säuglinge werden bis zum Alter von sechs Monaten voll gestillt.[1] Zeitlich betrachtet ist allerdings – seit einem Tiefststand Anfang der 70er Jahre – beim Stillen ein anhaltender Aufwärtstrend zu verzeichnen. Im europäischen Vergleich liegt die Stillquote in Deutschland höher als im Durchschnitt und ist vergleichbar mit Italien und der Schweiz.

Aber auch wenn Muttermilch als die gesündeste Säuglingsnahrung propagiert wird, ist das Stillen nicht für alle Frauen die beste Wahl. Es ist eine sehr persönliche Entscheidung, das Stillen oder die Flaschennahrung zu wählen, die vom Wohlbefinden der Mutter, ihrem Lebensstil und spezifischen medizinischen Überlegungen abhängig gemacht werden sollte. Dennoch ist der gesellschaftliche oder familiäre Druck zu stillen oftmals groß: Frauen, die sich dagegen entscheiden, müssen sich häufig rechtfertigen und fühlen sich nicht selten als schlechtere Mütter.

Falls Sie nicht stillen können oder möchten, ist Flaschennahrung auf jeden Fall eine gute Alternative und sollte kein Grund sein, Schuldgefühle zu entwickeln. Mit der Flaschennahrung werden ebenfalls alle Nährstoffe abgedeckt, die Ihr Kind braucht. Darüber hinaus können Mütter, die nicht stillen, eine genauso gute und tiefe Beziehung zu ihrem Baby aufbauen wie stillende Mütter, denn schließlich gibt es – wie beim Stillen auch – sehr große Unterschiede dabei, *wie* man ein Kind füttert und wie viel Körperkontakt ein Baby unabhängig vom Stillen bekommt. Wenn Sie aus Angst stillen, sonst keine ideale Mutter zu sein, setzen Sie sich innerlich unter Druck und sind im Umgang mit Ihrem Kind eventuell verkrampft und angespannt. Da schon Babys äußerst feine Antennen für das haben, was in ihrer Mutter vorgeht, sind Stillprobleme und Widerstände eine mögliche Folge. Untersuchungen weisen darauf hin, dass die hohe Abbruchquote in den ersten Wochen nach der Geburt mit einer unklaren Stillabsicht und fehlenden Informationen zum Stillen vor der Geburt in Zusammenhang steht.

Wenn Sie noch unschlüssig sein sollten, welche Ernährungsweise Sie wählen werden, möchten wir Ihnen im Folgenden einen kurzen Überblick über die Vorteile des Stillens und der Flaschennahrung geben. Auf dieser Grundlage können Sie dann überlegen, welche Ernährungsform für Sie die geeignetere ist. Treffen Sie am besten eine klare und bewusste Entscheidung, zu der Sie auch stehen können.

Vorteile des Stillens:

Schutz vor Infektionen (Nestschutz): Muttermilch versorgt das Kind mit Immun- und Abwehrstoffen der Mutter, die ihr Körper in Auseinandersetzung mit Keimen und Krankheitserregern gebildet hat, und verringert das Risiko von Infektionskrankheiten (z. B. Mittelohrentzündungen, Durchfallerkrankungen, Atemwegserkrankungen, Meningitis).[2]

Schutz vor Allergien: Vor allem Kinder aus Allergikerfamilien profitieren vom Kolostrum (Vormilch) als Erstnahrung, welches die Schleimhaut des Magen-Darm-Traktes vor dem Eindringen artfremder Eiweißmoleküle und damit vor Allergien schützt.

Positive Langzeiteffekte: Gestillte Kinder sind seltener krank und leiden weniger oft an Asthma, Übergewicht, Diabetes mellitus und Karies (wobei dies natürlich auch wesentlich von den generellen Ernährungs- und Bewegungsgewohnheiten abhängt).[3]

Handhabung: Muttermilch hat immer die richtige Temperatur und Zusammensetzung. Sie ist stets verfügbar, auch unterwegs; sie kann nicht überdosiert werden und ist billiger als Flaschennahrung. Darüber hinaus ist der Arbeitsaufwand geringer (kein Anrühren der Milch, Sterilisieren der Fläschchen etc.); dies ist vor allem in der Nacht sehr bequem.

Nähe und Hautkontakt: Beim Stillen ist es leicht, das Bedürfnis des Kindes nach Nähe und Hautkontakt zu befriedigen, und der Bindungsaufbau wird erleichtert.

Vorteile für die Mutter: Das beim Stillen ausgeschüttete Hormon Oxytocin beschleunigt den Wochenfluss, die Rückbildung der Gebärmutter und das Wohlbefinden[4] – wobei der Oxytocinspiegel auch durch einen ausgeprägten Körperkontakt mit dem Kind erhöht wird. Das Risiko, an Brust- oder Ovarialkrebs sowie an Osteoporose zu erkranken, sinkt und die Mutter erreicht schneller wieder ihr Ausgangsgewicht.

Vorteile von Flaschennahrung:

Unabhängigkeit von der Mutter: Während das Stillen einen hohen Zeitaufwand und eine hohe Flexibilität der Mutter erfordert (auch nachts), können bei dieser Art der Säuglingsernährung beide Elternteile (oder andere Betreuungspersonen) das Baby füttern.

Ernährung: Während es für stillende Mütter wichtig ist, auf eine bedarfsgerechte Ernährung zu achten, um die Nährstoffverluste durch das Stillen auszugleichen, und auf Nikotin, Alkohol und Koffein weitgehend verzichtet werden muss, gibt es bei Flaschennahrung keine Einschränkungen.

Häufigkeit: Gestillte Babys müssen meist häufiger gefüttert werden, da die Muttermilch schneller verdaut wird. Mütter, die ihr Kind mit Flaschennahrung ernähren, können folglich leichter planen und ihren Tag besser strukturieren.

Bessere Vereinbarkeit von Beruf und Familie: Auch wenn die Muttermilch abgepumpt werden kann, gelingt die Vereinbarkeit von Beruf und Familie mit Flaschennahrung häufig problemloser.

Geringere Startprobleme: Anfangsprobleme, die häufig beim Stillen auftreten, wie zum Beispiel Beschwerden durch den Milcheinschuss oder wunde Brustwarzen entfallen bei der Flaschennahrung.

Neben der Abwägung der Vor- und Nachteile, die für die jeweilige Säuglingsernährung sprechen, ist es ratsam, die Entscheidung mit Ihrem Partner zu besprechen, denn es hat sich gezeigt, dass die partnerschaftliche Akzeptanz und Unterstützung ebenfalls Einfluss auf den Stillerfolg haben.

Welche Schwierigkeiten können beim Stillen auftreten und was kann ich tun? Wie gelingt der Start am besten?

Medizinisch betrachtet können nur sehr wenige Frauen nicht bzw. nur eingeschränkt stillen (unter 5 Prozent) und, wie gerade ausgeführt, beginnen in den ersten Tagen nach der Geburt in Deutschland auch die meisten Frauen damit.[5] Dennoch brechen viele Frauen das Stillen schon nach wenigen Tagen bis Wochen wieder ab. Als Gründe geben diese Mütter am häufigsten Schwierigkeiten im Zusammenhang mit der Stilltechnik bzw. -anleitung an, wie zum Beispiel Probleme mit der Brust oder eine unzureichende Milchmenge, gefolgt von durch das Stillen verursachten familiären Belastungen. Aber auch ein Großteil der stillenden Mütter berichtet von Stillproblemen innerhalb der ersten Tage und Wochen. Diese sind (in abnehmender Häufigkeit):

- wunde Brustwarzen
- Milchstau, Brustentzündung

- zu wenig Milch
- Trinkschwierigkeiten des Kindes

Das Beispiel am Anfang des Kapitels macht deutlich, wie schnell sich unbemerkt ein Teufelskreis entwickelt, der zu großen Belastungen und Frustrationen für die ganze Familie führen kann. Häufig beschleicht Mütter dabei das Gefühl, sie allein seien betroffen und andere Frauen hätten diese Schwierigkeiten nicht – ein durch die Medien unterstütztes Bild, wird Muttersein hier doch meist als reines Vergnügen mit strahlenden Müttern und lachenden Säuglingen dargestellt. Dadurch kann unbewusst der Anspruch wachsen, diesem Bild zu entsprechen, und viele Frauen glauben, sie seien keine gute Mutter, wenn sie Probleme nicht alleine in den Griff bekommen.

Wir möchten Sie deshalb an dieser Stelle ermutigen, sich bei Problemen nach außen zu wenden und Hilfe anzunehmen und einzufordern. Tatsächlich gibt es kaum eine andere Kultur, in der Mütter einen so langen Zeitraum mit ihrem Säugling alleine verbringen und gleichzeitig so wenig Unterstützung erfahren bzw. so großem »Erfolgsdruck« ausgesetzt sind, wie unsere westliche Gesellschaft.

Die Ärztin und Stillberaterin Gudrun von der Ohe beschreibt sehr treffend, dass Stillen kein mütterlicher Instinkt, sondern eher mit Tanzen vergleichbar ist: Die Voraussetzungen dafür sind vorhanden, aber wenige Frauen sind Naturtalente, viele benötigen Unterstützung, einige auch einen individuellen Intensivkurs.[6] Das Gleiche gilt natürlich auch für den Tanzpartner, in diesem Fall ihr Kind. Im obigen Beispiel macht Frau Helfrich die Erfahrung, dass jedes Kind unterschiedlich ist und andere Voraussetzungen zum Stillen mitbringt. Eine gelingende Stillbeziehung – im Sinne eines gut abgestimmten Tanzpaares

– hängt also von beiden ab, von der Mutter und dem Kind.

Die meisten Schwierigkeiten können durch eine kompetente Stillberatung behoben bzw. durch ausreichende Informationen schon im Voraus vermieden werden (z. B. verringert das Vermeiden längerer Stillpausen in der Nacht die Gefahr von Milchstaus und Brustentzündungen; häufiges Anlegen erhöht die Milchbildung). Bei auftretenden Problemen ist es deshalb immer ratsam, sich an eine Stillberaterin oder Hebamme zu wenden, die individuell und ganzheitlich auf Sie und Ihre Situation eingehen kann. Auf diese Weise können Sie, sofern Sie das möchten, mit hoher Wahrscheinlichkeit die Stillbeziehung erfolgreich weiterführen. In Deutschland haben Mütter während der gesamten Stillzeit Anspruch auf Hebammenhilfe, unabhängig vom Alter des Säuglings. Es gibt aber auch einige Dinge, die Sie schon vor der Geburt beachten und tun können:

Für eine gelingende Stillbeziehung von Anfang an ist es zunächst von Bedeutung, dass Sie sich bewusst für das Stillen entscheiden und sich am besten schon vor der Geburt gedanklich und körperlich auf das Stillen vorbereiten. Beim Stillen wird immer wieder besonders deutlich, wie eng verwoben der Körper (z. B. der Milchfluss) und die Psyche (z. B. das generelle Wohlbefinden) sind. Aus diesem Grund kann es sehr hilfreich sein, sich vor allem in den ersten Tagen und Wochen nach der Geburt viel Ruhe und Entspannung zu gönnen sowie Stress und Ärger nach Möglichkeit von sich fernzuhalten. Werdende Eltern können dies schon vor der Geburt mit dem Familien- und Bekanntenkreis besprechen und mögliche »helfende Hände« engagieren.

Ebenso ist es ratsam, dass Sie bereits vor der Entbindung überlegen, welche Personen Ihnen nach der Geburt wahrscheinlich guttun werden und auf welche Besuche Sie zunächst lieber verzichten möchten. In vielen Familien hat es sich auch bewährt, die Anzahl der Besucher und Anrufer dadurch einzuschränken, dass der Vater nach der Geburt eine E-Mail mit ein oder zwei Fotos verschickt und mit dem Hinweis versieht, dass Sie sich melden, sobald Sie gerne Besuch empfangen möchten.

Häufig wird es für Mütter auch als eine große Entlastung erlebt, wenn der Vater oder eine andere nahestehende Person während der ersten Wochen zu Hause ist, sich um den Haushalt oder ältere Geschwisterkinder kümmert und so dafür sorgt, dass die Mutter genug Zeit und Ruhe findet, sich mit dem neuen Kind vertraut zu machen.

Ebenso können Faktoren wie eine gute Körperwahrnehmung, Vertrauen in den eigenen Körper, aber auch Gelassenheit und Zuversicht das Stillen erleichtern; dies kann durch verschiedene Techniken bereits vor der Geburt trainiert werden (z. B. Yoga, Bauch- und Ausdruckstanz, Shiatsu, verschiedene Entspannungs- und Atemtechniken).

Wie bereits angedeutet, lassen sich einige Probleme auch durch frühzeitige Information vermeiden, zum Beispiel in Form von schriftlichem Informationsmaterial durch die Hebamme, durch Geburtsvorbereitungskurse oder Verwandte und Bekannte.

Bei der Wahl der Geburtsklinik sollten Sie darauf achten, dass es sich um eine stillfreundliche Klinik handelt, die Sie in Ihrem Stillvorhaben unterstützt und anleitet. Zum Beispiel wirkt es sich positiv auf den Stillerfolg aus, wenn Kinder innerhalb der ersten Stunde nach der Geburt das erste Mal angelegt werden, wenn Säuglinge auch während der Nacht bei ihrer Mutter bleiben und keinen Tee oder sonstige Flüssigkeiten verabreicht bekommen. Wunde Brustwarzen und Milchstaus können oftmals bereits in der Klinik durch das Erlernen verschiedener Stilltechniken und eine kompetente Stillanleitung eingeschränkt bzw. vermieden werden.

Wie entwickelt sich das weitere Trink- und Essverhalten?

Silke ist frustriert und ratlos: Ihre Tochter Sofia ist jetzt sieben Monate alt und lehnt bisher jeglichen Brei ab. Seit zwei Monaten versucht Silke bereits, Sofia zu füttern. Doch jedes Mal, wenn sie Sofia einen Löffel Brei in den Mund schieben möchte, wendet diese sich ab und hält den Mund fest verschlossen. Silke hat schon die verschiedensten Gemüse- und Getreidesorten ausprobiert, doch Sofia verweigert die Nahrungsaufnahme jedes Mal. Erst wenn Silke sie zum Stillen anlegt, ist Sofia zufrieden und trinkt gierig. Die anderen Kinder der Krabbelgruppe essen dagegen alle schon ein oder zwei Breimahlzeiten am Tag und lassen sich ohne Probleme füttern.

Das Stillen in den ersten Wochen nach der Geburt wird von vielen Frauen als beschwerlich empfunden, denn zunächst müssen die körperlichen und psychischen Anstrengungen der Geburt und die hormonellen Umstellungen bewältigt werden. Außerdem gibt es noch keinen festen Trinkrhythmus oder ritualisierten Ablauf, so dass manche Frauen unsicher sind, ob sie ihr Kind zu oft oder zu selten anlegen, ob das Kind wirklich Hunger hat, ob die Milch ausreicht usw. Darüber hinaus nehmen Säuglinge in der Regel in den ersten Tagen nach der Geburt an Gewicht ab, ein normaler Prozess, der jedoch viele Mütter verunsichert.

Meist dauert diese Phase der Unsicherheit nur wenige Tage bis Wochen. Dann werden Mutter und Kind im Umgang miteinander immer sicherer und sind bald ein eingespieltes Team. Das Kind zeigt zunehmend mehr Interesse an seiner Umwelt, es schaut seiner Mutter beim Stillen in die Augen oder blickt in der Gegend umher und wendet sich den Geräuschen aus der Umgebung zu. Ähnliches gilt natürlich auch für Kinder, die mit der Flasche gefüttert werden. Viele Eltern fragen sich nun, wann der richtige Zeitpunkt für das erste Zufüttern mit Brei gekommen ist.

Physiologisch betrachtet kann Mutter- bzw. Säuglingsmilch mindestens ein halbes Jahr lang den Nährstoff- und Energiebedarf von Säuglingen decken. Dieser Zeitraum wird auch von der Weltgesundheitsorganisation empfohlen. Allerdings ist diesbezüglich wiederum jedes Kind anders; manche Kinder bekunden schon sehr früh Interesse an dem, was auf dem Tisch steht, andere hingegen lassen sich mit sieben oder acht Monaten noch nicht den Löffel in den Mund schieben und verweigern jeden Brei, wie das Beispiel von Sofia deutlich macht. Wenn Sie Ihr Kind genau beobachten, werden Sie schnell erkennen, ob es für die Umstellung zur Breinahrung bereit ist oder nicht: Reagiert Ihr Kind beim Füttern widerwillig und haben Sie den Eindruck, dass es durch die Muttermilch noch satt wird, können Sie ihm ruhig noch etwas Zeit lassen. Zeigt es dagegen Interesse und Lust am Essen, indem es sich beispielsweise zum Löffel hinwendet oder den Mund öffnet, können Sie dies als Signal deuten, dass Ihr Kind für die ersten Essversuche bereit ist. Wenn der Nährstoff- und Energiebedarf Ihres Kindes so groß geworden ist, dass flüssige Nahrung nicht mehr genügt, und sein Verdauungssystem und die Mundmotorik genügend entwickelt sind, werden sich auch bald die ersten

Breigelüste zeigen. Allerdings sollten Sie grundsätzlich einen Arzt aufsuchen, wenn Ihr Kind jegliche Nahrung verweigert und an Körpergewicht verliert.

Es wird empfohlen, die Nahrung *langsam* von Milch auf Brei umzustellen, um Verdauungsschwierigkeiten zu vermeiden und eventuelle Unverträglichkeiten gegenüber bestimmten Nahrungsmitteln zu erkennen. Die ersten Breimahlzeiten dienen lediglich dazu, das Kind mit dem ungewohnten Geschmack und den neuartigen Empfindungen beim Verzehr eines Breis vertraut zu machen. Seien Sie also nicht enttäuscht, wenn nach drei Löffeln schon wieder Schluss ist und mehr von dem Brei wieder aus dem Mund herauskommt als wirklich geschluckt wurde. In den ersten Tagen ist es häufig hilfreich, wenn Sie Ihrem Kind nur eine Sorte Brei und diese in sehr kleinen Portionen anbieten. Nach und nach können Sie dann andere Lebensmittel einführen.

Im zweiten Lebensjahr reifen die Mundmotorik und der Darm immer weiter heran, so dass Kinder auch festere Nahrung zu sich nehmen können und immer mehr Interesse am »Erwachsenenessen« zeigen. Zunächst haben sie meist großen Spaß daran, an festen Nahrungsmitteln, wie beispielsweise Brotrinden, Dinkelstangen oder Reiswaffeln, herumzulutschen oder herumzukauen. Meist gegen Ende des ersten Lebensjahres beginnen die Kinder dann, am »normalen« Familienessen teilzunehmen. Zunächst können sie nicht alles essen und es ist hilfreich, wenn das Essen zerdrückt oder stark zerkleinert wird. In diesem Alter haben viele Kinder auch den starken Drang – ganz nach dem Vorbild von Mama, Papa oder älteren Geschwistern –, Löffel und Becher selbst zu halten. Für viele Eltern ist es eine harte Geduldsprobe, wenn nur jeder zweite Löffel den Mund trifft oder der Becher, samt Inhalt, zum wiederholten Male auf dem Boden landet. Gewisse

Vorkehrungen (z.B. Ganzkörperlätzchen, kleine Portionen, separater Sitzplatz), die Gewissheit, dass es sich um eine »Lernphase« handelt, die in absehbarer Zeit zum Erfolg führen wird, und die sichtbare Freude, die Ihr Kind beim selbstständigen Essen hat, können vielleicht für Entspannung sorgen und es Ihnen ermöglichen, diese Zeit auch mit einem Schmunzeln zu erleben.

Die Umstellung von flüssiger auf feste Nahrung bedeutet nicht, dass Sie Ihr Kind abstillen müssen. Mit der Zeit ändert sich aber die »Funktion« der Brust: Sie ist immer weniger Nahrungs- als vielmehr ein Trost- und Sicherheitsspender für das Kind. Solange Sie sich dabei also wohlfühlen, spricht nichts dagegen, das Stillen als lieb gewonnene Gewohnheit (oft z.B. beim Einschlafen) bzw. als Form der Nähe und Verbundenheit auch über das erste Lebensjahr hinaus beizubehalten. Schon der Name »Stillen« macht deutlich, dass es sich dabei um mehr als nur um Nahrungsaufnahme handelt, sondern vielmehr um eine Methode, die Babys durchaus »still zu machen«, indem ihnen Halt und Geborgenheit vermittelt werden. In vielen anderen Kulturen ist es beispielsweise üblich, die Kinder lange über das erste Jahr hinaus zu stillen; Kinder schon vor dem zweiten Lebensjahr abzustillen ist eher eine Ausnahme. Wie bei vielen Fragen der Kindererziehung gibt es auch hier kein »Richtig« oder »Falsch«, sondern vielmehr kulturelle und gesellschaftliche Vorstellungen über die übliche Stilldauer, denen man entsprechen kann, aber nicht muss.

Die meisten Frauen in unserem westlichen Kulturkreis entwöhnen ihr Kind innerhalb des ersten Lebensjahres, um wieder unabhängiger und flexibler zu werden. Beim Abstillen sollten Sie ebenfalls darauf achten, Ihr Kind nicht zu schnell zu entwöhnen. Meist wird eine Stillmahlzeit pro Woche empfohlen, einerseits, um dem Körper genug Zeit zu geben, die Milchmenge zu reduzieren, und andererseits, um das Kind an andere Formen der Zuwendung zu gewöhnen (z.B. Streicheln, in den Arm nehmen, Massieren o.Ä.).

In Fällen, in denen sich Kinder gegen das Abstillen wehren, hat es sich bewährt, dass für eine gewisse Zeit der Vater oder eine andere Bezugsperson die Betreuung bzw. das Füttern des Kindes übernimmt und die Mutter zu diesem Zeitpunkt nicht anwesend ist. Wichtig ist hier, dass Sie wirklich abstillen wollen und Ihrem Kind das auch vermitteln können. Sollten Sie unsicher sein, warten Sie lieber noch ein bisschen ab, überlegen Sie gemeinsam mit Ihrem Partner, wie es weitergehen soll, und suchen Sie nach Lösungen (z.B. erst einmal nur die Tagmahlzeiten ersetzen), mit denen Sie alle zufrieden sind.

Hilfe, mein Kind isst nichts! Was ist hilfreich?

Simone ist fertig mit den Nerven. Wieder einmal hat die eineinhalbjährige Leonie nichts gegessen. Keinen einzigen Happen. Dabei ist Simone zunächst ganz ruhig geblieben, hat aber schließlich doch wieder geschimpft und Leonie Vorwürfe gemacht. Simone hält es einfach nicht mehr aus: Jeden Mittag kocht sie eine frische Mahlzeit für ihre Tochter, nur um das Essen dann wutentbrannt in den Müll zu werfen. Danach geht es ihr meistens noch schlechter und sie fängt häufig an zu weinen, während Leonie aufsteht, sich ihren Spielsachen zuwendet und sie anlächelt. Simone fragt sich immer wieder, wie ihre Tochter nur so wenig essen und trotzdem noch spielen kann.

Die Vorstellung, dass ein gesundes Kind viel isst und einen guten Appetit hat, ist bei Eltern in der Regel tief verwurzelt. Isst ein Kind nur sehr wenig, machen sich die Eltern häufig große Sorgen und fragen sich, ob ihr Kind gesund ist, oder sie werfen sich gar vor, sie könnten es nicht richtig ernähren. Isst ein Kind über einen längeren Zeitraum schlecht, entwickeln viele Eltern auch eine große innere Wut und Aggression, die sie kaum in Zaum halten können, wie Simone in dem anfangs beschriebenen Beispiel. Sie deuten die Essensverweigerung ihres Kindes als persönliche Ablehnung und Liebesentzug. Diese Gedanken und die innere Anspannung lösen häufig Schuldgefühle aus, die wiederum dazu führen, dass die Anspannung wächst, die Angst zunimmt und die Eltern noch wütender werden. Machen Ärzte oder andere Personen den Eltern möglicherweise noch strenge Vorgaben über die Menge, die ein Kind pro Tag vermeintlich zu sich nehmen sollte, können Angst, Anspannung und Wut noch stärker werden. Nicht selten kann sich daraus ein ungünstiger Kreislauf entwickeln, aus dem viele betroffene Eltern nur schwer alleine wieder herausfinden. Um einen solchen negativen Prozess gar nicht erst beginnen zu lassen bzw. um ihn zu durchbrechen, ist es wichtig, einige Dinge über das Essverhalten von Kindern zu wissen.

Zunächst einmal ist die Frage zu beantworten, wie wenig ein Kind essen kann, damit es immer noch gesund bleibt und sich normal entwickelt. Wann müssen sich Eltern wirklich Sorgen machen? Tatsächlich schwankt die Menge der von einem Kind verzehrten Nahrung erheblich. Schon nach der Geburt trinken manche Kinder doppelt so viel wie andere, und diese Unterschiede bleiben selbst dann bestehen, wenn man das Körpergewicht der Kinder berücksichtigt.[7] Für viele Eltern ist diese Tatsache schwer zu akzeptieren, obwohl das Gleiche auch für Erwachsene gilt und u. a. mit dem Stoffwechsel zusammenhängt: Es gibt dünne Menschen, die, bei gleichem Energieverbrauch, mehr Nahrung zu sich nehmen als deutlich kräftigere Menschen.

Darüber hinaus unterliegen auch der Appetit und die Nahrungsaufnahme von Kindern großen Schwankungen. Phasen, in denen Kinder (für ihre Verhältnisse) kräftig zulangen, wechseln sich ab mit Phasen, in denen sie kaum etwas essen. Dies hängt häufig mit Wachstums- oder Entwicklungsschüben, mit Krankheit, den Schwankungen beim täglichen Energieverbrauch und anderen Faktoren zusammen.

Aber wenn es nun nicht das Gewicht ist, woran können Eltern dann erkennen, dass sich ihr Kind normal entwickelt? Ein erster guter und wichtiger Indikator dafür, dass es einem Kind trotz geringer Nahrungsaufnahme gut geht, sind sein Wohlbefinden und seine Aktivität. Beobachten Sie Ihr Kind genau: Wie verhält es sich tagsüber? Ist es ausgeglichen und aktiv oder wirkt es schlapp, müde und weinerlich, und ist es anhänglicher als sonst? Wie sind sein Stuhlgang und seine Hautfarbe, wirkt es irgendwie krank? Schließlich ist auch die Wachstumskurve – wenn auch nur eingeschränkt – ein Indikator für das Gedeihen eines Kindes: In welchem Verhältnis stehen Körpergewicht und Körpergröße: Liegt es innerhalb der »normalen« Wachstumskurve, was bei 94 Prozent aller Kinder zutrifft, oder gehört es zu den drei Prozent der Kinder, die darunterliegen? Falls Sie Bedenken haben, dass Ihr Kind gut gedeiht, sollten Sie auf jeden Fall Ihren Kinder- oder Hausarzt zu Rate ziehen.

Häufig entstehen in Familien mit einem Kind, das nur sehr wenig isst, bestimmte Dynamiken, die kurzfristig eine Verbesserung der Situation herbeiführen, auf lange Sicht aber eher ungünstig sein können. Die Ängste und Unsicherheiten der betroffenen Eltern führen beispielsweise häufig dazu, dass das Thema Essen zum Machtkampf wird: Eltern werden bestechlich und Kinder lernen schnell, wie sie durch ihr Verhalten bestimmte Nahrungsmittel oder andere Vorzüge erhalten können. Kinder spüren sehr genau, wenn den Eltern das Thema Essen wichtig ist und sie viel Aufmerksamkeit dadurch erregen, wenn sie zunächst nichts essen. Vielleicht bekommen sie dann etwas Süßes zum Nachtisch angeboten, vielleicht wird jemand wütend, vielleicht wird noch etwas anderes gekocht. In jedem Fall steht das Kind im Mittelpunkt des Geschehens.

Auch wenn es betroffenen Eltern wahrscheinlich sehr schwerfällt, diesen Ratschlag anzunehmen: Machen Sie Essen nach Möglichkeit nicht zu einem großen Thema. Wenn das Kind mittags nichts isst, sollte es auch am Nachmittag keine gehaltvolle Zwischenmahlzeit erhalten oder Extrawürste gebraten bekommen. Als Alternative zum Mittagessen können Sie ihm beispielsweise immer ein belegtes Brot anbieten. Kinder verfügen über einen natürlichen Selbsterhaltungstrieb, der sich durch Hunger- und Durstgefühle äußert und dem sie auf Dauer nicht widerstehen können.

Wie das Essen ohne Machtkampf und Bestechlichkeit gelingen kann, erzählt folgende Mutter:

»Wir machen Folgendes: Wir setzen uns zum Essen hin und jeder bekommt einen Teller mit der Mahlzeit des Tages. Mit allem davon. Dann isst mein Sohn. Wenn klar ist, dass er fertig ist, wird der Rest weggeworfen. Falls er sich dazu entschließt, nicht zu essen, ist das auch in Ordnung. Aber das war's dann. Er bekommt dann bis zur nächsten Zwischenmahlzeit nichts anderes zu essen … Wenn er beschließt, dass er keinen Spargel möchte, dann isst er eben nur Kartoffeln. Das nächste Mal, wenn wir

Spargel haben, wird wieder Spargel auf seinem Teller sein. Interessanterweise beschließt er dann oft, genau das Essen, welches er vorher verschmäht hat, zu essen und dieses Mal die Kartoffeln links liegen zu lassen.«[8]

Im folgenden Kapitel können Sie noch genauer nachlesen, welche Regeln Sie beachten können, damit Essen nicht zu einem zentralen Reibungspunkt in der Familie wird.

Was kann ich tun, damit mein Kind Spaß am Essen hat?

Tim (3) läuft mit seiner Mutter durch die Stadt. Er rennt vor, dann fällt er hin und fängt an zu weinen. Seine Mutter kommt hinzu, hebt ihn vom Boden auf und wischt seine Hände sauber. »Das ist doch nicht so schlimm! Wenn du aufhörst zu weinen, bekommst du auch ein Eis.« Tim schluchzt noch einmal auf, dann ist er ruhig und läuft mit seiner Mutter zur nächsten Eisdiele.

Essen und Trinken zählen zu den elementaren Grundbedürfnissen eines jeden Menschen. Sie äußern sich durch Hunger- und Durstgefühle und müssen von Zeit zu Zeit befriedigt werden. Wie dies geschieht, was gegessen wird und welche Bedeutung dem Essen beigemessen wird, kann je nach Persönlichkeit, Familie und Kultur sehr verschieden sein. Zum Beispiel unterscheiden sich schon Säuglinge in ihrem Trinkverhalten, und viele Kinder zeigen bereits ausgeprägte Abneigungen gegenüber manchen Lebensmitteln und Vorlieben für andere. Neben solchen individuellen Eigenheiten hat aber auch die Familie einen maßgeblichen Einfluss darauf, welche Bedeutung

Essen und Mahlzeiten für ein Kind bekommen. Durch Rituale, Vorbildfunktionen und Erziehungsmaßnahmen beeinflussen Eltern das Essverhalten ihres Kindes.

Welche wichtige Funktion das Essen über die reine Bedürfnisbefriedigung hinaus hat, wird beispielsweise daran deutlich, dass gemeinsame Mahlzeiten in fast jeder Gesellschaft ein Ausdruck für Zuneigung und Nähe sind. Das fängt schon im Säuglingsalter an, wenn Babys durch das Stillen oder beim Füttern mit der Flasche viel Körperkontakt, Nähe und Liebe erfahren. Werden die Kinder größer, bekommen sie von Gästen als Geste der Zuneigung häufig Süßigkeiten mitgebracht, und selbst Erwachsene lassen sich gerne mit gutem Wein oder Pralinen beschenken. Bei allen wichtigen Ereignissen (z. B. Taufe, Hochzeit, Trauerfall) stellt eine meist aufwendig zubereitete Mahlzeit kulturübergreifend einen Höhepunkt dar. Mit Essen werden unter anderem Gesundheit, Freude, Reichtum und Wohlbefinden assoziiert; ihrem Kind diese Vorzüge zukommen zu lassen ist ein essenzieller Wunsch von Eltern.

Es verwundert daher nicht, dass Eltern bezüglich des Essens oft vieles wollen: Zunächst möchten die Eltern gerne, dass ihr Kind Spaß am Essen hat, dass es ein guter Esser ist, aber nicht zügellos alles in sich hineinstopft. Es soll kein wählerisches Kind sein, das ständig am Essen herummäkelt, es soll gesundes Essen gerne mögen und sich am Tisch zu benehmen wissen, es soll kein Theater machen und sitzen bleiben, bis alle fertig sind. Diese Ansprüche sind oft schwer zu vereinbaren; je nach Situation legen Eltern auch mal mehr Wert auf den einen Aspekt (z. B. das Benehmen, wenn Gäste da sind) oder auf einen anderen (wenn das Kind wenig Appetit hat, darf es z. B. mehr mit dem Essen spielen oder sich etwas aussuchen). Um bei all diesen Ansprüchen nicht den Überblick zu verlieren, werden im Folgenden einige Anregungen vorgestellt, die Ihnen dabei helfen, das Essen und insbesondere gemeinsame Mahlzeiten zu einer angenehmen Sache für die ganze Familie werden zu lassen:

Einstellung der Familienmitglieder: Welche Bedeutung Essen bzw. gemeinsame Mahlzeiten für Kinder bekommen und welche Gefühle sie damit verbinden, hängt größtenteils von der Einstellung und dem Verhalten von Eltern und Geschwistern ab. Haben diese selbst Spaß am Essen und genießen sie die gemeinsamen Mahlzeiten, so können diese Erfahrungen geteilt und übernommen werden.

Die Selbstregulation fördern: Unterstützen Sie die kindliche Selbstregulation, indem Sie auf Signale Ihres Kindes achten. Wendet es sich beispielsweise beim Füttern ab, belassen Sie es dabei und versuchen Sie nicht, Ihrem Kind durch Ablenkung oder mehrfaches Anbieten mehr Essen zu geben. In vielen Familien hat sich folgende Regel bewährt: Was das Kind isst, bestimmen die Eltern, wie viel, ist Sache des Kindes und wird von den Eltern nicht bewertet. Hat ein Kind viel gegessen, sollte es beispielsweise nicht gelobt werden, denn das kann dazu führen, dass es Ihnen zuliebe isst und nicht seinen Bedürfnissen gemäß. Wenn das Kind ein bestimmtes Gericht nicht mag, sollte das akzeptiert und nicht als Beleidigung aufgefasst werden.

Das Erlernen von Regeln unterstützen: Dagegen können Sie Ihr Kind ruhig loben, wenn es Fortschritte beim Umgang mit dem Essen macht, wenn es beispielsweise weniger kleckert, den Löffel richtig zum Mund führt oder andere Entwicklungsschritte sichtbar werden. Das Gleiche gilt für die Umsetzung von Regeln. Ist Ihr Kind in seiner Entwicklung schon so weit, dass es sich an bestimmte

Familienregeln halten kann, können Sie dies ruhig einfordern. Beispielsweise unterbinden es die meisten Eltern, wenn ihre Kinder das Essen über den Tisch werfen, sich in ihrem Stühlchen hinstellen oder ihr Besteck als Trommelstöcke benutzen (das geschieht häufig, wenn das Kind bereits satt ist).

Unterstützen von Lernphasen: Wenn Kinder noch klein sind und gerade anfangen selbst zu essen, wollen sie das Essen häufig mit allen Sinnen erforschen. Sie möchten es anfassen, mit ihren Händen erkunden und damit spielen. Eine solche Phase der »Exploration« können Sie Ihrem Kind ruhig gewähren, es fördert das Gefühl, dass Essen etwas Lustvolles ist. Früher oder später wird Ihr Kind versuchen, Sie in Ihrem Ernährungsverhalten nachzuahmen. Wenn das Kind schon größer ist, kann es auch in die Zubereitung mit einbezogen werden (eine Soße umrühren, Zutaten hinzufügen oder klein schneiden usw.); dann schmeckt es oft gleich viel besser.

Machtkämpfe vermeiden: Versuchen Sie nicht, Machtkämpfe über das Essen auszutragen, das verdirbt meist die Freude am Essen. Zwingen Sie Ihr Kind beispielsweise nicht, seinen Teller leer zu essen, und lassen Sie sich nicht durch »Hungerstreiks« Ihres Kindes bestechen. Ein gesundes Kind wird spätestens dann wieder essen, wenn der Hunger zu groß geworden ist.

Bestimmte Nahrungsmittel werden auch gerne als Belohnung oder zum Trost eingesetzt: Essen hat eine physiologisch beruhigende Wirkung und kann negative Gefühle, Kummer und Schmerz kurzzeitig »vergessen machen«. Bekommt Ihr Kind, wie im obigen Beispiel mit Tim angedeutet, bei Kummer oder Schmerz eine Süßigkeit, läuft es aber Gefahr, ein sogenannter »Frustesser« zu werden, der auch später bei Frustrationen oder anderen negativen Gefühlen zum Essen greift. Wählen Eltern bei kindlichen Frustrations- oder Schreckerlebnissen sehr häufig diese Strategie, könnte Tim beispielsweise lernen: Jetzt brauche ich erst mal ein Eis, damit alles wieder gut wird. Eine bessere Möglichkeit kann es deshalb sein, wenn Sie Ihr weinendes Kind trösten, indem Sie es in den Arm nehmen, tröstende Worte sprechen, Lieder vorsingen o. Ä., anstatt Süßigkeiten anzubieten. Anschließend können Sie immer noch zusammen ein Eis essen gehen. Eine ähnliche Gefahr bergen auch süße Belohnungen: Natürlich können Sie Ihrem Kind zur Belohnung eine besondere Süßigkeit zukommen lassen; wird dies aber zur Regel, kann es passieren, dass mit bestimmten Nahrungsmitteln nicht nur der bloße Genuss verbunden wird, sondern das psychische Wohlbefinden teilweise mit davon abhängt.

6. Betreuung von Säuglingen und Kleinkindern außerhalb der Familie

Welchen Einfluss hat eine frühe aushäusige Betreuung auf die Beziehung zu meinem Kind?

»Mein Mann und ich sind beide seit Jahren berufstätig. Über Kinder haben wir immer mal wieder nachgedacht, aber einen richtigen Zeitpunkt gab es nie. Erst als das neue Elterngeld eingeführt wurde, haben wir uns endlich für ein Kind entschieden und schon lange vor der Geburt überlegt, wie wir Elternschaft und Berufstätigkeit unter einen Hut bringen können. Wir haben uns dann dazu entschlossen, dass ich ein Jahr lang zu Hause bleibe und anschließend meine Berufstätigkeit zunächst halbtags wieder aufnehme. Mittlerweile ist Klara sechs Monate alt und ich frage mich immer wieder, ob ich es schaffe, sie in wenigen Monaten schon in eine Krippe zu geben, ob es ihr vielleicht schadet und was sich zwischen uns verändern wird.« (Frau Weiss, 37 Jahre)

Viele berufstätige Mütter wie Frau Weiss machen sich Sorgen, dass eine frühe Betreuung außerhalb der Familie sich negativ auf die Beziehung zu ihrem Kind auswirken könnte, oder sie fragen sich, ob der Besuch einer Krippe oder die Betreuung durch eine Tagesmutter ihrem Kind schaden kann. Diese Sorgen sind aus dem seit Langem tradierten Rollenideal der Vollzeitmutter entstanden und gesellschaftlich immer noch tief verankert. Tatsächlich stellt dieses mütterliche Betreuungsmodell, wie es in weiten Teilen Deutschlands praktiziert wird, weltweit die Ausnahme dar. Schon in unseren Nachbarländern, wie beispielsweise Frankreich oder Dänemark, ist es ganz normal, dass unter Dreijährige außerhalb der Familie betreut werden – ohne dass die Eltern Gewissensbisse oder Sorgen haben, ob es ihrem Kind gut geht. In urbanen indischen Mittelschichtsfamilien werden Kinder häufig nicht von ihren Müttern, sondern von Haushälterinnen großgezogen, die von ihnen auch als »Mama« bezeichnet werden. Im Stamm der BaAka-Pygmäen dagegen, ein Volk, das im kongolesischen Regenwald beheimatet ist, sind überwiegend die Väter für die Kindererziehung zuständig, und in vielen anderen afrikanischen Regionen übernehmen die älteren Geschwister sowie Kinder- und Frauengruppen der Nachbarschaft schon wenige Monate nach der Geburt die Pflege und Betreuung der Babys.

In der Regel entwickelt sich die Mehrheit der Kinder all dieser Völker zu gesunden Erwachsenen, unabhängig davon, in welcher Form und von wie vielen Personen sie in ihrer Kindheit betreut wurden. Dies verdeutlicht die enorme Anpassungsfähigkeit von Menschen an ihre Umwelt: Je nach den ökologischen und ökonomischen Erfordernissen einer Kultur sind unterschiedliche Betreuungsformen sinnvoll und »natürlich«.

Auch die Wissenschaft setzt sich schon lange damit auseinander, welchen Einfluss eine frühe Betreuung außerhalb der Familie auf die Entwicklung von Kindern hat, und zwar im positiven wie auch im negativen Sinne. Zunächst muss festgehalten werden, dass die Auswirkungen einer aushäusigen Betreuung auf Kleinkinder von vielen miteinander in Beziehung stehenden Bedingungen abhängen und es deshalb grundsätzlich nicht möglich ist, ein *allgemeines* Urteil für oder gegen Tagesbetreuung abzugeben. Allerdings weisen mittlerweile umfangreiche Untersuchungen darauf hin, dass eine qualitativ hochwertige Fremdbetreuung die Eltern-Kind-Beziehung nicht beeinträchtigt. Beispielsweise wurden in einer Studie aus den USA eintausend Kinder drei Jahre lang begleitet.[1] Dabei zeigte sich, dass unterschiedliche Betreuungsformen die Bindung zur Mutter nicht negativ beeinflussen: Sowohl in der Gruppe der eigenbetreuten Kinder als auch in der Gruppe der aushäusig betreuten Kinder gab es gleich viele Kinder mit einer guten Bindung zur Mutter. Auch scheint für die kindliche Entwicklung die gute Beziehung zu den Eltern bedeutsamer zu sein als das Ausmaß des Umgangs anderer Betreuer mit dem Kind, so die Autoren der Untersuchung.

Übereinstimmend mit diesem Ergebnis konnte zudem belegt werden, dass schon Babys und Kleinkinder zu mehreren Personen Bindungsbeziehungen entwickeln können, die voneinander unabhängig sind.[2] Das heißt, jede dieser Bindungen wird für sich aufgebaut und ist von eigener Qualität. Selbst Babys können schon zwischen ihrer Mutter und anderen Personen unterscheiden. Dies gilt natürlich auch für Erzieherinnen und Tagesmütter. Die Kinder erwarten keine Ersatzmama, sondern sehen in der Betreuungsperson vielmehr einen Spielpartner. Eine gute Eltern-Kind-Beziehung wird durch eine gute Betreuung in einer Kindertageseinrichtung nicht verschlechtert, sondern Letztere unterstützt das Kind vielmehr dabei, befriedigende soziale Interaktionen auch mit anderen Erwachsenen und Kindern zu gestalten.

Die Stabilität der Mutter-Kind-Beziehung hängt darüber hinaus nicht so sehr von der bloßen Zeit ab, die beide miteinander verbringen, wie das Team um die Entwicklungspsychologin Lieselotte Ahnert herausgefunden hat. Wichtiger ist das innere Bild der Beziehung, das sich beim Kind herausbildet. In einer ihrer Untersuchungen konnte sie zudem zeigen, dass in Kitas oder Krippen betreute Kinder über den gesamten Tag gesehen gar nicht weniger Zuwendung und Pflege von der Mutter erhalten als andere. Die Mütter, die ihre Kinder tagsüber in Betreuung gaben, glichen die mit dem Kind nicht verbrachte Zeit morgens und abends durch verstärkte Aufmerksamkeit wieder aus.[3] Somit ist die elterliche Bindung zum Kind gegenüber neuen situativen Herausforderungen durchaus anpassungsfähig.

Aus wissenschaftlicher Perspektive beeinflusst also weniger die Betreuungsform als vielmehr die *Qualität* der Eltern-Kind-Beziehung die Entwicklung der Kinder. Alle Eltern sollten sich daher zunächst die Frage stellen, mit welcher Lösung *sie* sich am wohlsten fühlen, ohne sich von der Ansicht anderer Leute, Bücher oder Zeitschriften zu sehr beeinflussen zu lassen, und das in dem Bewusstsein, dass alle Betreuungsformen ihre Berechtigung haben. Die Zufriedenheit der Eltern mit ihrer privaten und beruflichen Situation ist dagegen eine viel grundlegendere Voraussetzung für den gelingenden Beziehungsaufbau zu ihrem Kind.

Kinderkrippe oder Tagespflege – was macht eine gute Kinderbetreuung aus?

»Nachdem mein Mann und ich uns nach langem Hin und Her dazu entschlossen hatten, dass wir beide weiterarbeiten möchten, stand uns auch schon die nächste Entscheidung bevor: Wo und wie sollen wir Klara betreuen lassen? Wir haben lange überlegt und uns über die verschiedenen Betreuungsformen informiert. Obwohl wir zunächst dachten, Klara brauche auf jeden Fall einen familiäreren Rahmen, wie ihn nur eine Tagesmutter bieten kann, haben wir uns letztlich für die Kinderkrippe entschieden, weil wir eine zuverlässige Betreuung brauchen, die uns die Tagesmutter nicht garantieren konnte.« (Frau Weiss, 37 Jahre)

Wenn Sie sich wie Frau Weiss dafür entschieden haben, Ihr Kind tagsüber betreuen zu lassen, stellen Sie sich sicherlich ähnliche Fragen und möchten für Ihr Kind eine qualitativ hochwertige Betreuung finden.

Jede Betreuungsform hat ihre Stärken und Schwächen, so dass Sie anhand der Unterschiede entscheiden können, welche Form für Sie die geeignete ist. Stärken der Tagespflege sind beispielsweise die oftmals größere Flexibilität der Betreuungszeiten, kleinere Gruppengrößen, die Möglichkeit einer intensiveren Zuwendung durch die Tagesmutter, die familiäre Umgebung und ein geringeres Infektionsrisiko. Schwächen sind dagegen eine erhöhte Instabilität der Betreuung (z. B. durch Krankheitsausfälle und Urlaub), eine geringere Auswahl an Spielkameraden (wenn überhaupt) und Spielmaterial, eine oftmals niedrigere pädagogische Qualifikation der Betreuungsperson und eine mangelnde staatliche Überwachung.[4]

Beim Abwägen dieser und sicherlich noch anderer für Sie relevanter Faktoren (Wohnortnähe, Kosten etc.) ist es besonders wichtig darauf zu achten, dass Sie Vertrauen zu der Tagespflegeperson oder zu dem pädagogischen Fachpersonal einer Einrichtung haben. Ob ein Kind sich auf ein neues Arrangement einlassen kann, hängt in der Tat sehr stark von der Haltung seiner Bezugspersonen ab. Kinder spüren sehr genau, wie Mama oder Papa innerlich zu diesem Thema stehen.

Eine andere Frage betrifft die Qualität einer Einrichtung oder Tagespflegeperson. Die wenigen und meist kurzen Besuche von Eltern vor der Anmeldung in einer Einrichtung oder bei einer Tagespflegeperson lassen häufig wenig Zeit, um sich ein umfassendes Bild zu machen. Die meisten Einrichtungen verfügen mittlerweile zumindest über ein schriftlich formuliertes pädagogisches Konzept, in dem festgehalten ist, welches Menschenbild die

Einrichtung vertritt und wie in ihr gearbeitet wird. So haben Sie schon eine ungefähre Vorstellung von der pädagogischen Arbeit und können sich bei einem Besuch oder einer Hospitation einen Eindruck davon machen, wie das Konzept umgesetzt wird und wie die Erzieher/-innen mit den Kindern umgehen. Achten Sie besonders darauf, welches *Gefühl* Sie bei Ihrem Besuch haben. Ist die Atmosphäre in der Gruppe angenehm? Gehen die Erzieher/-innen oder die Tagespflegepersonen liebevoll mit den Kindern um? Wie verhält sich Ihr Kind in dieser neuen Umgebung? Andere wichtige Faktoren, auf die Sie achten können, sind die Existenz geeigneter Räumlichkeiten, wie zum Beispiel Ruheräume, der Zugang zu einer Freifläche und anderen Bewegungsräumen, eine angemessene Ausstattung, die Art der Verpflegung, Hygienemaßnahmen und Sauberkeit. Außerdem sollten Sie darauf achten, welchen Umfang Rituale einnehmen, welcher Art diese sind und ob es eine Tagesstruktur gibt (gibt es z. B. eine Mischung aus Gruppen- und Einzelaktivitäten?). Zudem können auch Art und Umfang von Elternarbeit ein wichtiges Kriterium sein usw.

Es ist auch hilfreich, wenn Sie bereits vor dem Besuch einer Einrichtung oder Tagespflegeperson darüber nachdenken, welche Aspekte Ihnen am wichtigsten sind, um bei Ihrem Besuch verstärkt darauf achten zu können.

Bedenken Sie allerdings auch, dass das Betreuungsangebot für unter Dreijährige zwar im Rahmen des Tagesbetreuungsausbaugesetzes noch deutlich erhöht werden soll, dass es je nach Region aber schwierig werden könnte, überhaupt einen Platz in einer Krippe oder bei einer Tagesmutter zu finden. Bei bestehendem Interesse empfiehlt es sich deshalb, schon frühzeitig bei den in Frage kommenden Einrichtungen bzw. dem Jugendamt Informationen einzuholen und sich zu bewerben.

Wie gelingt die Eingewöhnung in eine Krippe oder bei einer Tagesmutter am besten?

»Irgendwann war es dann so weit: Mit einem etwas mulmigen Gefühl im Bauch bin ich mit Klara zusammen in die Krippe gefahren. Dort wurden wir sehr nett von Klaras neuer Bezugserzieherin Bettina begrüßt und in die Gruppe geführt. Wir haben uns zusammen auf den Teppichboden gesetzt und Klara hat sich sehr interessiert umgeschaut. Es dauerte nicht lange, da krabbelte sie los, um die vielen interessanten Dinge, die es gab, zu erforschen. Oft kam sie mit verschiedenen Spielsachen zu mir zurück, um sie mir zu zeigen, oder sie setzte sich auf meinen Schoß. So richtig entspannen konnte ich mich allerdings nicht, auch wenn ich sah, dass es Klara gut ging. Die nächsten Tage blieb ich immer dabei, hielt mich aber im Hintergrund und konnte beobachten, wie Bettina und Klara immer mehr in Kontakt traten und sich gegenseitig kennenlernten. Da ging es mir schon etwas besser, und der erste Abschied nach einer Woche fiel mir gar nicht mehr so schwer. Besonders leicht hat es mir Klara gemacht, die strahlend auf Bettinas Arm saß und mir zum Abschied hinterherwinkte.« (Frau Weiss, 37 Jahre)

Der Übergang von der Familie in eine noch unbekannte Kindertageseinrichtung oder Tagespflegestelle ist für jedes Kind zunächst eine große Herausforderung, die mit Belastungen verbunden ist: Das Kind muss sich an neue Umgebungen gewöhnen, Beziehungen zu fremden Personen aufbauen, eine Vielzahl von Kindern kennenlernen und letztlich auch die Trennung von den Eltern bewältigen. Studien haben gezeigt, dass es vom Alter des Kindes, der Beziehungsqualität zur Mutter und von der Eingewöhnungsphase selbst abhängt, wie groß ein Kind diese Belastung empfindet. Am einfachsten gelingt die Eingewöhnung bei Kindern im Alter von acht Wochen bis zum vierten Monat, da in diesem Zeitraum das biologisch vorgegebene Bindungsverhalten noch flexibel auf andere Bezugspersonen erweitert werden kann. Um den achten Monat herum entwickeln Kinder die sogenannte »Objektpermanenz«, das heißt, das Kind erkennt vertraute Personen und Gegenstände wieder und weiß von deren Existenz, auch wenn es sie nicht sehen kann. In dieser oftmals auch als »Fremdelphase« bezeichneten Zeit orientieren sich Kinder sehr stark an ihren Bezugspersonen (siehe dazu auch *Was kann ich tun, wenn mein Kind sehr ängstlich ist?*, S. 143) und die Gewöhnung an eine Fremdbetreuung dauert meist etwas länger. Ab einem Alter von etwa 1,5 Jahren wenden sich die meisten Kinder wieder verstärkt ihrer Umwelt zu, so dass eine Eingewöhnung oft wieder einfacher wird.

Erleichtert wird die Eingewöhnung außerdem, wenn das Kind eine gute Beziehung zu seinen engsten Bezugspersonen hat und diese dem Kind eine gewisse Sicherheit mit auf den Weg geben können. Vielen Eltern fällt dies zunächst schwer, da sie selbst noch Zweifel, Bedenken oder sogar Schuldgefühle haben, weil sie ihr Kind »weggeben«. Davon sollten Sie sich möglichst frei machen und Ihrem Kind vielmehr vermitteln, dass die Krippe oder die Zeit bei der Tagesmutter etwas sehr Schönes ist, das Sie selbst unterstützen. Wenn Sie allerdings merken, dass Sie sich von Bedenken und gemischten Gefühlen nicht frei machen können, überlegen Sie, welche andere vertraute Person die Eingewöhnungszeit übernehmen könnte. Es hat sich schon häufig gezeigt, dass der Übergang in eine Kindertagesbetreuung sehr gut gelingt, wenn der Vater diese Aufgabe übernimmt.

Ebenso wirkt es sich positiv auf die Eingewöhnungszeit aus, wenn der Betreuungsbeginn nicht abrupt erfolgt, sondern Eltern und Erzieher/-innen sich genügend Zeit lassen.[5]

Um die Anfangsphase für das Kind und die Eltern zu erleichtern, wurden verschiedene Eingewöhnungsmodelle entwickelt und publiziert, die zum Teil bereits seit den achtziger Jahren Anwendung finden. Ein Beispiel ist das vom Institut für angewandte Sozialisationsforschung (INFANS) formulierte Modell, in dem die Einbeziehung der Bezugsperson und der langsame Aufbau einer stabilen Beziehung zur Erzieherin eine zentrale Rolle einnehmen.[6,7]

Der Verlauf der Eingewöhnung gliedert sich häufig in mehrere Abschnitte: Zunächst bleiben Mutter und Kind an mehreren Tagen jeweils ein bis zwei Stunden in der Einrichtung, so dass sich das Kind langsam an die unbekannten Menschen und Räume gewöhnen kann. Während dieser Zeit kommt es nicht zu ungewollten Trennungen. Im Anschluss an diese Phase versuchen die Erzieher/-innen im Beisein der Mutter verstärkt Kontakt zu dem Kind aufzunehmen, kleinere Aufgaben zu übernehmen und eine erste kurze Trennung einzuführen.

Die Trennungen werden dann regelmäßig wiederholt, bis die Erzieher/-innen die Pflege und Betreuung des Kindes übernehmen können und die Mutter sieht, dass ihr Kind gut betreut wird.

In der Praxis wird jede Einrichtung und Tagesmutter die Eingewöhnungszeit etwas anders handhaben. Sie sollten grundsätzlich darauf achten, dass Sie als Eltern mit in die Planung einbezogen werden und sich die Eingewöhnungszeit an dem individuellen Tempo Ihres Kindes orientiert. So haben alle Beteiligten genug Zeit, sich an die neue Situation zu gewöhnen, neue Beziehungen aufzubauen und ein positives Gefühl für die Einrichtung zu entwickeln.

Sollte das Kind allerdings selbst nach langer und gut durchgeführter Eingewöhnung größere Schwierigkeiten beim Übergang in die aushäusige Betreuung haben, könnte dies auch ein Zeichen dafür sein, dass dieser Schritt für das Kind vielleicht doch etwas zu früh erfolgt. In diesem Fall sollte in Ruhe überlegt werden, welche anderen Formen der Tagesbetreuung durch die Eltern oder andere Familienmitglieder zunächst zum Einsatz kommen können. Bereits nach wenigen Monaten kann Ihr Kind völlig anders reagieren und ohne größere Schwierigkeiten in die Kita gehen. Auch hier ist es gut, immer auf das eigene Gefühl zu achten. Häufig ist es ein guter Wegweiser.

7. Klammern, trotzen, toben ...

Brauchen Kinder Grenzen?

Patrick und Vanessa haben die ersten eineinhalb Jahre mit ihrem Sohn als ziemlich unproblematisch erlebt, doch seit einiger Zeit geraten sie immer wieder in Stress- und Konfliktsituationen, bei denen es meistens darum geht, dass Eltern und Kind unterschiedliche Vorstellungen hinsichtlich eines Verhaltens, eines Ablaufes oder bestimmter Regeln haben. Die Eltern sind verunsichert, da sie auf der einen Seite nicht streng und autoritär sein möchten, auf der anderen Seite aber auch nicht in jedem Punkt nachgeben wollen und können (z.B. wenn ihr Sohn nicht an der Hand gehen möchte und dadurch die Gefahr besteht, dass er auf die befahrene Straße rennt). Die gut gemeinten, aber leider auch widersprüchlichen Ratschläge aus dem Familien- und Freundeskreis, aus Ratgebern oder aus dem Internet verwirren die Eltern noch mehr. Sie reichen von der Aussage, es sei für das Entstehen von Selbstvertrauen und die freie Entfaltung von Kindern schlecht, ihren Willen zu brechen und ihnen Grenzen zu setzen, bis zu dem Standpunkt, Eltern sollten schon sehr früh konsequent klare und strenge Grenzen setzen, damit die Kinder eine klare Orientierung haben und Sicherheit spüren können. Patrick und Vanessa wissen nun gar nicht so recht, wie sie ihr Kind erziehen sollen.

Die Frage nach der erzieherischen Grundhaltung der Eltern, ob sie eher nachgiebig oder eher streng sein sollten, ist ein in der Pädagogik sehr kontrovers diskutiertes

Thema, dessen Beantwortung häufig auch zeitgeistlichen Strömungen unterworfen ist. Mal gilt eine eher antiautoritäre Erziehung als Ideal, mal werden Disziplin und Gehorsam als wichtige und für die kindliche Entwicklung förderliche Erziehungsziele dargestellt.[1] Eltern können durch solch widersprüchliche Stimmen und Expertenmeinungen verunsichert werden, und es fällt ihnen manchmal schwer, eine eigene Haltung zu entwickeln.

Generell ist festzuhalten, dass es in den ersten Lebensmonaten des Kindes noch nicht notwendig ist, sich über Formen von Grenzsetzungen Gedanken zu machen, da Kinder in diesem Alter von einem an ihren jeweiligen Wünschen und Bedürfnissen orientierten Verhalten profitieren. Entwickelt das Kind im zweiten Lebensjahr mehr und mehr einen eigenen Willen und versucht, Grenzen auszuloten, ist es hingegen sowohl für Sie als Eltern als auch für Ihr Kind auf Dauer entlastend, wenn das Kind auf eine angemessene Weise lernt, dass nicht immer alles nach seinen Wünschen und Neigungen ablaufen kann.

Die US-amerikanische Entwicklungspsychologin Diana Baumrind hat sich ausgiebig mit den Auswirkungen unterschiedlicher Erziehungsstile beschäftigt. Dabei konnte sie (für westliche Kulturen) zeigen, dass sowohl ein Umgang ohne jegliche Grenzziehung zu Schwierigkeiten mit Kindern führen kann als auch ein Erziehungsstil mit allzu starren und harten Grenzen und einer allgemein wenig liebevollen Atmosphäre.[2]

Im ersten Fall sind Kinder meist damit überfordert, die Strukturen für ihr Handeln selbst gestalten zu müssen und selbst lernen zu müssen, Verhalten einzuordnen. Sie können sehr verunsichert und ängstlich reagieren, da ihnen die oftmals entlastende Erfahrung der ordnenden Hand einer erwachsenen Person fehlt. Diese kann, auch wenn das für die Kinder zunächst unverständlich ist und

Widerstand hervorruft, Halt und Sicherheit vermitteln. Außerdem führt ein Erziehungsstil ohne jegliche Grenzziehung häufig dazu, dass sich ein Kind in übertriebenem Maße und für sein Alter unangebracht überlegen fühlt. Dies kann sich in einem stark ausagierenden Verhalten niederschlagen, hinter dem aber nicht selten auch Ängstlichkeit und die Suche nach Halt stecken.

Sind Grenzen wiederum zu starr und streng, entsteht für Kinder meistens ein Umfeld, in dem sie wenig Wärme erleben und in ihren Entfaltungsmöglichkeiten eingeschränkt sind. Auch dieser Erziehungsstil kann bei Kindern zu Ängstlichkeit führen und die Entwicklung des Selbstvertrauens behindern, da die Kinder wenig Lob bekommen und selten die Erfahrung machen, wertvolle und geschätzte Menschen mit eigenen Fähigkeiten und Stärken zu sein.

Als entwicklungsförderlich zeigt sich ein Mittelweg zwischen den beiden oben beschriebenen Extremvarianten (natürlich bestehen auch viele Mischformen, die je nach kulturellem Kontext und Familiensituation durchaus passend sein können).

Dieser »autoritativ« genannte Erziehungsstil ist gekennzeichnet durch elterliche Klarheit und Konsequenz in den Entscheidungen. Es ist wichtig, dass Kinder in gewissen Fällen die Erfahrung machen, dass es klare Grenzen gibt, die nicht zu umgehen sind, wie stark sie sich auch immer dagegen auflehnen mögen. Wobei an dieser Stelle zu betonen ist, dass Eltern keineswegs *immer* konsequent sein können oder müssen. Es kann sogar eine für das Kind und sein Selbstvertrauen förderliche Erfahrung sein, dass manche Situationen wider Erwarten nach seinen Wünschen verlaufen. Im Alltag kann es also durchaus geschehen, dass Sie dem Kind manchmal nachgeben (»*Finde ich jetzt zwar nicht gut, aber wenn du so gerne möchtest, dann mach es*«) und ein anderes Mal einen Kompromiss mit ihm aushandeln (»*Ich finde eigentlich, du solltest gar nichts Süßes mehr essen, aber okay. Du kannst allerdings nicht alle zehn Gummibärchen essen, die du dir genommen hast, sondern fünf davon*«). Es gibt aber auch Fälle, in denen es nicht nach den Wünschen des Kindes gehen kann, z. B. weil es sich dadurch einer Gefahr aussetzen oder gegen Regeln verstoßen würde, die für Sie sehr bedeutsam sind (»*Nein, das geht jetzt nicht. Du kannst da runterfallen und dir ganz doll wehtun*«). In diesem Zusammenhang ist zu beachten, dass natürlich auch Eltern ihre Grenzen und Bedürfnisse haben, die es zu berücksichtigen gilt. Wichtig für Kinder ist die Erfahrung, dass es Situationen gibt, in denen die Eltern klar, konsequent und verlässlich den Weg weisen und ansagen, was geht und was nicht. Dadurch gewinnen Kinder Orientierung und lernen auch soziale Regeln und Abläufe.

Sie können als Eltern am besten selbst herausfinden, wann genau Sie wie vorgehen möchten. Manchmal kann es hilfreich sein, sich in einem ruhigen Moment eine Liste mit den Situationen zu machen, in denen es Ihnen wichtig ist, eine klare Grenze zu setzen. Die Liste sollte jedoch nicht zu lang sein, denn Grenzen setzen kann unter Umständen viel Zeit und Energie kosten. Beschränken Sie sich daher beispielsweise zunächst auf maximal drei Punkte; im Laufe der Zeit und nach erfolgreicher Regelsetzung können Sie die Liste dann, falls erforderlich, erweitern.

Neben dieser Klarheit ist der autoritative Erziehungsstil auch durch elterliche Wärme und Zuneigung gekennzeichnet. Auch wenn sie nicht mit allem einverstanden sind, was es tut, vermitteln Eltern dem Kind so eine unumstößliche Wertschätzung und Anerkennung (nicht die

Person, sondern ganz bestimmtes, hin und wieder auftretendes Verhalten wird nicht akzeptiert). So fühlt sich das Kind nicht generell in Frage gestellt und muss nicht um die Liebe der Eltern fürchten. Durch Lob und die positive Aufmerksamkeit der Eltern können Kinder Selbstvertrauen aufbauen und sich zu stabilen Persönlichkeiten entwickeln.

Wie kann ich meinem Kind Grenzen setzen?

Es gibt Situationen, in denen Iris und Peter ihrem zweieinhalb Jahre alten Sohn Kevin klare Grenzen setzen möchten. Dabei kommt es jedoch immer wieder zu sehr emotionalen Auseinandersetzungen. Nachdem ein einfaches »Nein!« in den meisten Fällen nicht zum Erfolg führt, werden die Eltern lauter und drohen mit Strafen, was ihnen später leidtut, da sie eigentlich mit ihrem Kind nie so umgehen wollten. Auch Kevin schreit in solchen Momenten immer mehr und hat sich nach kurzer Zeit so in den Konflikt hineingesteigert, dass er gar nicht mehr ansprechbar ist. Manchmal erreichen die Eltern am Ende das gewünschte Ziel – nach viel Streit und einer Eskalation des Konflikts. Manchmal geben sie aber auch schon vorher entnervt nach, um wieder Ruhe zu haben. Iris und Peter fragen sich, wie sie Grenzen setzen können, ohne dass es dabei immer wieder zu so aufreibenden Konflikten kommt, in denen sich alle Familienmitglieder unwohl fühlen.

Es gibt verschiedene Möglichkeiten, wie es gelingen kann, dass Kinder Grenzen besser akzeptieren und Eltern erfolgreich Grenzen setzen können. Wundertipps, die sofort und in jedem Fall helfen, gibt es allerdings keine.

Zum einen ist jede Familie und jedes Kind anders, so dass es immer auch darum geht, den für eine Familie jeweils passenden Umgang zu finden. Zum anderen geht es bei der Frage, wie man Kindern am besten Grenzen setzt, nicht nur um ein bestimmtes Verhalten der Eltern, sondern auch um eine durch verschiedene Verhaltens- und Umgangsweisen ausgedrückte innere Haltung. Eine klare und deutliche Haltung verändert zwar meistens nicht alles von heute auf morgen, kann aber auf Dauer ein Klima schaffen, in dem weniger Konflikte daraus entstehen, dass Sie und Ihr Kind unterschiedliche Ideen, Meinungen oder Wünsche haben. Ganz ohne Streit und kindliche Wutanfälle wird es aber wahrscheinlich nicht gehen, und dies sollte auch nicht das Ziel sein. Streit, genauso wie die damit einhergehenden »negativen« Gefühle, ist völlig normal, und es ist für die Entwicklung von Kindern gut, wenn sie diese Gefühle auch zeigen können und mithilfe ihrer Eltern lernen, damit angemessen umzugehen.

Im Folgenden sind einige Vorschläge aufgelistet, die Ihnen und Ihrem Kind den Umgang mit solchen Auseinandersetzungen erleichtern können:

Konfliktverhalten vorleben: Da Kinder viel durch Beobachtung und Nachahmung lernen, ist es gut, ihnen ein konstruktives Konfliktverhalten vorzuleben. Wenn Kinder beispielsweise mitbekommen, dass ihre Eltern oft laut schreien, wenig Geduld haben und kaum Frust ertragen können, ist es wahrscheinlicher, dass Kinder diese Haltung übernehmen.

Konsequent sein: Sie müssen als Eltern nicht in *jedem* Fall konsequent sein (siehe dazu auch *Brauchen Kinder Grenzen?*, S. 125), wenn Sie sich aber entschieden haben, dass Sie dem Kind in einem bestimmten Fall eine klare Grenze setzen möchten (z. B. keine Süßigkeiten direkt vor dem Mittagessen), dann sollten Sie dies auch beibehalten. Wenn Sie nämlich nach einigem Quengeln des Kindes nachgeben, kehrt zwar zunächst einmal Ruhe ein, aber das Kind hat vermutlich gelernt, dass es nur lange genug quengeln oder schreien muss, um schließlich das zu bekommen, was es möchte, und wird bei der nächsten Gelegenheit wahrscheinlich noch stärker oder ausgiebiger protestieren.

Es kann hilfreich sein, sich vorher genau zu überlegen, welche Grenzen Sie tatsächlich setzen möchten. Meistens ist es besser, erst gar keinen Grenzsetzungskonflikt einzugehen, als sich in einem solchen zu verstricken und das Kind dann doch gewähren zu lassen.

Ignorieren: Manchmal ist es auch möglich, eine Grenze dadurch zu setzen, dass Sie Ihr Kind einfach nicht beachten. Beginnt es beispielsweise damit, den Lichtschalter an- und auszumachen und Sie möchten das nicht, kann ein Verbieten oder Ermahnen dazu führen, dass das Kind sich im Mittelpunkt fühlt und die ganze Sache erst als richtig spannend und reizvoll erlebt. Wird ein Kind hingegen nicht beachtet, intensiviert es sein Verhalten zwar eventuell zunächst, um dadurch doch die Aufmerksamkeit zu bekommen. Reagiert aber weiterhin niemand, wird ihm schnell langweilig und es hört auf. Natürlich ist diese Strategie nur dann möglich, wenn die Kinder sich durch ihr Verhalten keiner Gefahr aussetzen.

Neben dem Nichtbeachten einerseits ist es andererseits auch wichtig, die Kinder bei positivem bzw. erwünschtem Verhalten zu loben. So werden Momente, die im Alltag oft untergehen, angemessen gewürdigt, und die Kinder fühlen sich in ihrem Verhalten bestärkt, was wiederum zu weniger Konflikten führen kann.

Alternativen aufzeigen: Eine weitere Möglichkeit besteht darin, das Kind abzulenken, z. B. indem Sie ihm eine alternative Verhaltensweise anbieten oder aufzeigen. Oft nehmen Kinder die angebotenen Ideen gerne und schnell an und das vorherige, von den Eltern unerwünschte Verhalten ist schnell vergessen, ohne dass es groß zum Thema gemacht wurde.

Adäquate Kommunikation: In Fällen, in denen es Ihnen wichtig ist, schnell und klar eine Grenze zu setzen und dem Kind auch zu vermitteln, dass sein Verhalten überhaupt nicht tolerierbar ist (z. B. weil es die Gesundheit gefährdet oder gegen eine wichtige familiäre Regel verstößt), ist es hilfreich, nicht nur einen entsprechenden Verhaltensstopp auszusprechen (*»Lass das!«*), sondern auch zu erklären und zu benennen, was gerade geschieht und warum. Im Anschluss daran ist es oft auch sinnvoll, Kindern mögliche Alternativen anzubieten (*»Ich weiß, das findest du blöd, aber ich will nicht, dass du mit den dreckigen Stiefeln durch das Wohnzimmer rennst! Wenn du sie draußen ausziehst, dann kannst du hier drinnen weiterspielen«*). So fühlt sich das Kind verstanden und versteht gleichzeitig, was die Eltern nicht möchten, warum sie es nicht möchten und was es stattdessen tun kann. Diese Art der Grenzformulierung wird von Kindern vielleicht nicht immer und sofort akzeptiert, kann aber auf Dauer eine Atmosphäre schaffen, die es für Eltern leichter macht, Grenzen zu setzen, und für die Kinder, diese einzuhalten. Auch sind Grenzsetzungen meist wirkungsvoller, wenn Eltern sich auf ihre Gefühle beziehen und nicht ausschließlich das Verhalten des Kindes kritisieren. Der Ausspruch »*Ich bin ganz müde und muss erst mal eine Pause machen*« ist vermutlich wirkungsvoller und für das Kind verständlicher und angenehmer zu hören als »*Du nervst!*«.[3,4]

Mithilfe und Teilnahme anbieten: Oft fällt es Kindern leichter, Grenzen zu akzeptieren, wenn sie auch die Erfahrung gemacht haben, dass sie manchmal mithelfen, mitentscheiden und kooperieren dürfen. Kinder verstehen durchaus, dass sie bisweilen ihrem natürlichen Wunsch zur Nachahmung sowie zum Mithelfen und Ausprobieren folgen können, in anderen Situationen aber einer klaren Vorgabe der Eltern folgen müssen.[5,6]

Konsequenzen spüren lassen: In vielen Fällen ist es sinnvoll, die Kinder erleben zu lassen, dass es Konsequenzen hat, wenn sie gewisse Grenzen nicht beachten. Diese sollten dem Anlass angemessen, zeitnah und für das Kind möglichst nachvollziehbar gewählt werden. Weigert sich ein Kind beispielsweise partout, sich anzuziehen, kann es eine passende Konsequenz sein, dass der vom Kind geliebte Ausflug auf den Kinderspielplatz dann leider nicht möglich ist oder dass das Kind im Schlafanzug in die Kindertagesstätte geht (was die Kinder dann wegen der Kommentare der anderen oftmals so irritiert, dass sie sich das nächste Mal häufig eher zum Anziehen bewegen lassen bzw. dieses auch selber eher möchten). Diese Konsequenzen sollten Sie Ihrem Kind ohne Häme und Wut, aber eben zwangsläufig als Folge seines Verhaltens darstellen. Ein solches Vorgehen kann bewirken, dass die Kinder aufgrund der gemachten Erfahrung beginnen, die vorher abgelehnte Grenze zu verstehen und anzunehmen.

Was versteht man unter Trotzverhalten?

Seit einiger Zeit erleben die Eltern der zweijährigen Anna immer häufiger, dass ihre Tochter deutlich ihren Willen äußert und meistens auch erst Ruhe gibt, wenn es so abläuft, wie sie es möchte. Für die Eltern ist aber oft nicht verständlich, was genau der Auslöser oder der Grund für die Wutanfälle ihrer Tochter ist. Manchmal gelingt es ihnen, die Situation schnell wieder zu entspannen, indem Anna bekommt oder machen darf, was sie möchte; es kommt aber auch vor, dass man ihr scheinbar nichts recht machen kann. Außerdem können die Eltern Annas Willen manchmal einfach nicht nachgeben, zum einen, weil sie bestimmte Verhaltensweisen einfach nicht tolerieren wollen, zum anderen, weil Anna sich in Gefahr begibt. Auch wenn die Eltern ihre Familiensituation alles in allem als gut handhabbar erleben, sind sie von diesen Konflikten doch immer mal wieder genervt, fühlen sich hilflos und fragen sich, was mit ihrer Tochter los ist.

Trotz lässt sich definieren als eine Mischung aus Gefühlen, Gedanken und Handlungen, die oft dann auftreten, wenn ein bestimmter Wunsch vom jeweiligen Umfeld nicht wahrgenommen, erkannt, geteilt oder erfüllt wird und dies zu einer verstärkten Einforderung des Wunsches führt. Hier kommt es auch oft zu Gefühlen von Wut und Ärger, die dabei derart »hochfahren« können, dass der eigentliche Auslöser keine wirkliche Rolle mehr spielt.

Trotz gehört zu den normalen menschlichen Empfindungen und begleitet uns ein ganzes Leben lang.[6] Gleichwohl ist Trotzverhalten bei Menschen sehr unterschiedlich stark ausgeprägt und tritt in manchen Lebensphasen im Durchschnitt deutlicher hervor als in anderen.

Schon Säuglinge können trotzähnliche Unmutsäußerungen zeigen, und es gibt auch viele erwachsene Menschen, die manchmal sehr trotzig reagieren. Wie stark und ausgeprägt Kinder Trotzverhalten zeigen, hängt zum Teil von ihrem angeborenen Temperament ab.[7] Kinder verarbeiten frustrierende und konflikthafte Erfahrungen unterschiedlich schnell und gut; auch die Fähigkeit, sich schon von auftauchenden negativen Gefühlen lösen zu können, kann sehr verschieden ausgeprägt sein. Ob ein Kind also viel trotzt oder wenig, liegt zu großen Teilen nicht am Erziehungsverhalten der Eltern. Dennoch können Sie dazu beitragen, dass sich aus Trotzreaktionen entstehende Konflikte besser lösen lassen. Zum einen können Sie Ihrem Kind beim Verarbeiten der emotional aufwühlenden Erfahrung helfen, zum anderen können Sie daran arbeiten, Situationen, die in aller Regel auch für die Eltern stressig und nervig sind, zu vermeiden bzw. zu verkürzen.

Man geht heute vielfach von einer reifungsbedingten, das heißt bei allen Kindern vorhandenen, Trotzphase aus, die meistens im zweiten Lebensjahr angesiedelt wird und in der das Trotzverhalten vermeintlich erstmals, besonders heftig und möglicherweise sogar ausschließlich auftritt. Entgegen dieser Meinung zeigen Untersuchungen in anderen Kulturen, dass ein vermehrtes Trotzverhalten im zweiten Lebensjahr nicht überall auf der Welt auftritt. Ausgeprägtes Trotzen ist also keine für alle Kinder notwendige Phase in der Entwicklung. Woran kann es nun liegen, dass die meisten Kinder unseres Kulturkreises im Laufe des zweiten und dritten Lebensjahres häufigeres und heftigeres Trotzverhalten zeigen?

Ein entscheidender Aspekt ist die Entwicklung eines ersten Selbstkonzepts in der zweiten Hälfte des zweiten Lebensjahres, mit dem Kinder zwischen sich selbst und anderen Personen unterscheiden können.[8] Dadurch erwerben sie auch die Fähigkeit zu verstehen, dass andere Menschen Wünsche oder Meinungen haben, die von ihren eigenen abweichen. Wie bei allen neuen Fähigkeiten, experimentieren die Kinder damit, um sie besser verstehen, anwenden und integrieren zu können. Also fangen sie an, Dinge zu tun, von denen sie wissen, dass die Eltern etwas dagegen haben werden,[9] beobachten dabei genau deren Reaktionen und leiten daraus Erkenntnisse für ihr Verständnis sozialer Abläufe ab sowie darüber, wie ihre Eltern »funktionieren«.

Ein weiterer Grund dafür, dass Trotzveralten sich oftmals vermehrt im zweiten und dritten Lebensjahr zeigt, besteht darin, dass die Kinder in diesem Alter schon recht mobil sind und viel ausprobieren können. Die Möglichkeiten, etwas zu tun, was den Eltern nicht gefällt oder gefährlich ist, nehmen deutlich zu. Außerdem weiß man heute, dass sich der »moralische Zensor« im Stirnhirn, durch den Gefühle bewertet und teilweise gesteuert werden, erst in den nächsten Entwicklungsjahren ausbildet. Die Kinder können ausgelebte Gefühle in diesem Alter also weder kontrollieren noch moralisch bewerten.[6] Darüber hinaus ist es ihnen auch noch nicht gut möglich, sich sprachlich auszudrücken; sie können weder argumentieren noch erklären oder verhandeln (Möglichkeiten, durch die sich in späteren Lebensphasen Konflikte oftmals klären lassen).

Es ist davon auszugehen, dass es immer Gründe für Trotzverhalten gibt, auch wenn diese nicht in jedem Fall ausfindig zu machen sind. Ein oftmals verborgener Grund liegt manchmal darin, dass für das Kind wichtige Rituale (die den Eltern manchmal gar nicht als solche bewusst sind) nicht wie üblich eingehalten wurden. Wurde beispielsweise beim Zubettbringen immer *erst* eine Gutenachtgeschichte vorgelesen und *dann* ein Schlaflied gesungen, und läuft diese Abfolge dann einmal andersherum, so kann dies für das Kind irritierend sein und möglicherweise Trotz hervorrufen. Daher ist es zunächst sinnvoll, nach solchen Abweichungen zu suchen und das Ritual in der gewohnten Form durchzuführen, um die Lage zu entschärfen.[6]

Darüber hinaus reagieren Kinder manchmal mit Trotzausbrüchen, wenn sie bei etwas mithelfen oder etwas nachmachen wollten, das sie bei den Erwachsenen gesehen haben: wenn Kinder beispielsweise kochen oder backen möchten, wenn sie im Supermarkt mit einkaufen möchten und anfangen, Dinge in den Einkaufswagen zu laden.[6] Hier kann es hilfreich sein, Ihrem Kind Möglichkeiten zu erklären und anzubieten, wie es Ihnen tatsächlich helfen oder auf spielerische Weise an Ihrem Tun teilhaben kann. So können Sie ihm beispielsweise einen Topf und Holzlöffel geben, um »mitzukochen«.

In einigen Fällen ist es also möglich, Ursachen auszumachen, die gleichzeitig mögliche Lösungen aufzeigen. Dies ist aber nicht immer der Fall, denn manchmal ist die Ursache für kindliches Trotzverhalten für die Eltern einfach nicht ersichtlich. Ebenso kommt es vor, dass die Ursachen weniger darin liegen, dass das Kind sich in einer neuen Situation bzw. einem ungewohnten Ablauf missverstanden fühlt, sondern es seinen eigenen Willen erproben möchte und Erfahrungen über die Reaktionen der Bezugspersonen sammelt. Manchmal ist ein Kind auch einfach nur müde.

Wie bereits mehrfach erwähnt, wird gerade in unseren westlichen Kulturen besonderer Wert auf die Individualität des Kindes gelegt, die bereits früh unterstützt wird (siehe dazu auch *Kann man Babys verwöhnen?*, S. 33).[10] Diese Förderung geschieht aus gutem Grund, führt aber auch dazu, dass die meisten Eltern schon recht früh und in gewissen Phasen immer wieder aufs Neue mit Meinungsverschiedenheiten mit ihrem Kind konfrontiert sind. (Dennoch lassen sich natürlich verschiedene Verhaltensweisen beschreiben, durch die Trotzreaktionen unter Umständen vermieden werden können; siehe dazu auch *Wie kann ich meinem Kind Grenzen setzen?*, S. 129, und *Mein Kind schlägt und beißt ständig: Ist das normal und was kann ich tun?*, S. 139.)

Meistens zeigen Kinder Trotzverhalten nur oder besonders ausgeprägt bei ihren Eltern. Dies kann Eltern verunsichern, vor allem wenn sie erleben, dass ihre Kinder bei anderen Menschen viel weniger protestieren und möglicherweise Dinge akzeptieren, die sie zu Hause so nicht tun würden. Es ist aber völlig normal, dass Kinder gerade bei den Menschen am meisten ausprobieren, zu denen die stabilste Beziehung besteht und bei denen sie sich am sichersten fühlen. Insofern ist es auch eine Art von Liebesbeweis, wenn ein Kind sich traut, seine Gefühle offen und deutlich zu zeigen. Darüber hinaus muss man sich klarmachen, dass Kinder in Trotzsituationen meistens in einem inneren Konflikt stehen. Auf der einen Seite ist es eine wichtige Aufgabe herauszufinden, wie die Erwachsenen funktionieren, aber auf der anderen Seite möchten sie in emotionaler Harmonie mit ihren Eltern leben und die Beziehung nicht gefährden.[9] Daher ist es wichtig, dass es nach einem Streit zu einer gemeinsamen Versöhnung kommt und der Konflikt von den Eltern nicht nachgetragen wird.

Mein Kind schlägt und beißt ständig: Ist das normal und was kann ich tun?

Immer wieder kommt es vor, dass der zweijährige Arne beim Spielen mit anderen Kindern anfängt, diese zu schlagen oder zu beißen. Die Eltern sind zunehmend besorgt und wissen nicht so recht, was sie machen sollen. Darüber hinaus ist es ihnen mehr und mehr peinlich und unangenehm. Die Mutter überlegt sogar, ob sie nicht mehr in die Eltern-Kind-Spielgruppe gehen sollte. Auch zu Hause kommt es immer wieder dazu, dass Arne die Mutter oder den Vater beißt oder schlägt – manchmal weil er sich wegen irgendetwas ärgert, manchmal aber auch ohne einen für die Eltern erkennbaren Grund.

Aggressionen und Wut sind ein normaler und wichtiger Teil des menschlichen Erlebens und Verhaltens. Schon Kleinkinder haben Aggressionen, und es ist wichtig, dass sie damit Erfahrungen sammeln und nach und nach einen angemessenen Umgang mit ihnen erlernen. Wie stark und ausgeprägt kleine Kinder Aggressionen er- und ausleben, hängt stark vom angeborenen Temperament ab. Manche Kinder regen sich kaum auf und scheinen sehr geduldig zu sein, andere machen sich sehr schnell, sehr heftig und sehr laut bemerkbar. Wie mit allem, experimentieren Säuglinge und Kleinkinder auch mit ihren aggressiven Gefühlen, und da ihnen neben den körperlichen Ausdrucks- und Verarbeitungsmöglichkeiten noch wenig anderes zur Verfügung steht, ist es nicht verwunderlich, dass sie sich auch durch Hauen, Schlagen oder Beißen ausdrücken.

Im ersten Lebensjahr Ihres Kindes kann es zu Verhaltensweisen kommen, die von Ihnen (oder anderen) als körperliche Aggressionen erlebt werden und sehr schmerzhaft sein können. Dazu zählen das Beißen in die Brustwarze oder das Ziehen an den Haaren. Hinter diesem Verhalten steckt aber in keinem Fall eine böse Absicht, und das Kind möchte Sie auch nicht ärgern oder Ihnen Schmerzen zufügen. Vielmehr geht es beim Beißen in diesem Alter darum, die neuen Zähne auszuprobieren und damit zu experimentieren.[9] Darüber hinaus übt das menschliche Gesicht eine sehr große Anziehung auf Säuglinge und Kleinkinder aus und es wird gerne von ihnen erforscht. Dabei kann es durch den noch vorhandenen Greifreflex und die mangelnde Koordinationsfähigkeit der Babys passieren, dass dabei gekratzt oder gekniffen wird.

Häufig ist es dann gut, dem Geschehen keine besonders große Aufmerksamkeit zu widmen.[11] Solange das kindliche Verhalten keine großen Schmerzen verursacht, ist es oftmals gut, es gar nicht weiter zu beachten. Bei Verhaltensweisen, die so schmerzhaft sind, dass sie nicht ignoriert werden können, kann es eine Lösung sein, die unangenehme Situation zu beenden (z. B. das Kind von der Brust wegzunehmen oder die Hände des Kindes so festzuhalten, dass es nicht mehr an die Haare herankommt). Sie können dem Kind auch zeigen, wie man, statt an den Haaren zu ziehen, diese z. B. auch streicheln kann. Hilfreich ist es manchmal auch, das Kind erst einmal abzusetzen und später wieder auf den Arm zu nehmen.[11] Das alles sollte möglichst unaufgeregt geschehen, ohne Vorwürfe dem Kind gegenüber, und nicht allzu viel Raum und Zeit einnehmen.

Im zweiten und dritten Lebensjahr geschieht es häufiger, dass Kinder gegenüber anderen Kindern körperlich aggressiv sind, wenn sie sich überfordert fühlen und sich anderen gegenüber nicht anders auszudrücken wissen. Ebenso kann es vorkommen, dass die Kinder ihren Unmut durch Beißen, Treten oder Schlagen zeigen und anfangen, solche Verhaltensweisen zu nutzen, um die eigenen Vorstellungen und Wünsche durchzusetzen. Dies kann zu unangenehmen Situationen für die Eltern führen, wie das eingangs dargestellte Beispiel von Arne zeigt. Prinzipiell ist aber auch ein solches Verhalten zunächst ganz normal, da Kinder ihre natürlichen Aggressionen noch nicht kontrollieren und ihre Wut oft nicht anders ausdrücken können.

Streit zwischen Kindern, der zum Teil auch körperlich ausgetragen wird, kommt ebenfalls immer wieder vor. In vielen Fällen können die Kinder ihre Konflikte durchaus untereinander austragen. In der Regel verletzen sie sich nicht wirklich, und oft ist der Streit schnell wieder vorüber. Zeigt ein Kind ein aggressives Verhalten, kann es auch eine sehr lehrreiche Erfahrung sein, wenn es auf ein Kind trifft, das sich körperlich wehrt. Kinder sind in der Lage, untereinander oft mehr zu regeln, als Erwachsene vermuten. Bei einem großen Alters- und/oder Kräfteunterschied kann es allerdings schon notwendig sein, zum Schutz des Schwächeren einzugreifen. Dabei ist es in den meisten Fällen nicht möglich, wirklich zu klären, wie der Streit begonnen und wer womöglich Schuld hat. Sie sollten dann auch nicht Position beziehen, sondern den Kindern mitteilen, dass Sie nicht wissen, was passiert ist, einen solchen Streit nicht möchten und die Kinder friedlich spielen sollen. Falls es zu keiner Beruhigung kommt, ist es unter Umständen auch hilfreich, die Kinder kurz zu trennen. Wichtig ist allerdings auch, sich immer zu vergegenwärtigen, dass beide Kinder sich unwohl fühlen. Das Kind, welches geschlagen wurde, braucht natürlich Trost, aber auch das Kind, das geschlagen hat, sollte nicht mit seinen Gefühlen allein gelassen werden. Es braucht Verständnis, um das, was passiert ist, einordnen und verarbeiten zu können.[11]

Problematisch können aggressive Verhaltensweisen dann werden, wenn sie sehr häufig und sehr heftig sind. Eine mögliche Ursache ist eine eher niedrige Wahrnehmungsschwelle für körperliche Reize, die dazu führt, dass diese Kinder alles sehr intensiv spüren und erleben möchten. Bei Bedarf kann hier zur weiteren Klärung oft ein Gespräch mit dem Kinderarzt helfen.

Problematisch ist auch, wenn Kinder lernen, durch Gewalt ihre Wünsche durchzusetzen, und diese dann immer häufiger einsetzen. Hier ist es wichtig, den Kindern alternative Verhaltensweisen aufzuzeigen. Dies kann aber meistens erst dann wirkungsvoll geschehen, wenn der Konflikt wieder etwas abgeflaut ist und die Emotionen nicht mehr so sehr im Vordergrund stehen, da die Kinder sonst gar nicht zuhören oder etwas aufnehmen können.

Richten sich die verletzenden Verhaltensweisen gegen die Eltern und treten sie sehr häufig auf, wird den Eltern oftmals der Ratschlag gegeben, das Kind leicht »zurückzubeißen«, zu »schlagen« oder zu »kneifen«. In Fällen, in denen Sie den Eindruck haben, Ihr Kind spielt mit solchen Ausdrucksformen und weiß gar nicht so richtig, was es tut, kann dies eine Möglichkeit sein, um dem Kind zu zeigen, wie sich sein Verhalten anfühlt und dass es unangenehm ist. Sie sollten dabei aber sehr vorsichtig sein und dem Kind keine richtigen Schmerzen zufügen, da es diese eher negative Erfahrung unter Umständen nur schwer einordnen kann. Haben Sie allerdings den Eindruck, Ihr Kind beißt und schlägt, um Ihnen gegenüber Zorn und Ärger auszudrücken, so sollten Sie auf Maßnahmen dieser Art verzichten und mit gutem Beispiel vorangehen. Eskaliert ein Konflikt immer weiter und lässt sich nicht beenden, so kann es auch ein probates Mittel sein, sich für ein paar Minuten räumlich zu trennen. Das Kind kommt beispielsweise ins Kinderzimmer und die Mutter geht ins Wohnzimmer. Nachdem sich beide wieder etwas abreagiert haben und zur Ruhe gekommen sind, ist es oft wieder möglich, ruhiger und friedlicher miteinander umzugehen. Eventuell können Sie dem Kind in einer solchen Phase auch noch einmal erklären, warum Sie die körperlichen Aggressionen nicht möchten, und mit ihm gemeinsam überlegen, was das nächste Mal stattdessen geschehen kann. Wichtig ist in jedem Fall, dass es nach Streitphasen eine Zeit der Versöhnung gibt, in der dem Kind auch Verständnis dafür entgegengebracht wird, dass es in seinem Alter nicht immer einfach bzw. möglich ist, die Kontrolle über sich zu haben.[11]

Was kann ich tun, wenn mein Kind sehr ängstlich ist?

»Oh, ist die aber süß! Und wie sie sich hinter ihrer Mama versteckt! So schüchtern!« Frau Meier kennt solche entzückten Kommentare über ihre dreijährige Tochter Pia zur Genüge. Doch sie ist schon seit längerer Zeit besorgt über das extrem zurückhaltende Verhalten ihrer Tochter. Schon als Baby war Pia sehr anhänglich, weinerlich und reizempfindlich; mit zunehmendem Alter verstärkte sich diese Tendenz immer mehr. Sobald die Mutter nur das Zimmer verlassen möchte, fängt Pia aus Angst vor der kurzen Trennung panisch an zu weinen und läuft ihr hinterher. Auf den Spielplatz zu gehen traut sich Frau Meier schon gar nicht mehr, da Pia sehr ängstlich auf andere Kinder reagiert. Statt freudig mit ihnen zu spielen, sitzt sie für sich alleine neben Frau Meier, beobachtet angespannt die Umgebung und wartet darauf, dass sie wieder nach

Hause gehen. An eine zeitweise Trennung durch einen regelmäßigen Kindergartenbesuch ist momentan nicht zu denken. Frau Meier fühlt sich hilflos.

In der Tat kann eine nach außen hin unauffällige, sozial akzeptierte und oft sogar »wohlgefällige« starke Schüchternheit kleiner Kinder, wie das bei Pia der Fall ist, vielen Eltern Anlass zur Besorgnis geben. Doch zunächst stellen Angst und Ängstlichkeit durchaus normale Reaktionen auf wichtige Entwicklungsaufgaben dar, die bei Kindern sehr verschieden ausgeprägt sein können. Während die meisten Säuglinge in den ersten Lebensmonaten noch keine ausgeprägten Angstreaktionen zeigen, nehmen diese bei vielen Kindern im Laufe des zweiten Lebensjahres parallel zu einer zunehmenden Orientierung zur Außenwelt hin zu.

Das sogenannte Fremdeln ist eine völlig normale emotionale Reaktion des Kindes (Schreien, Steifwerden, Abwenden) auf die Annäherung ihm fremder oder unvertrauter Personen, die häufig um den achten Monat herum verstärkt auftritt (Achtmonatsangst). Allerdings gibt es auch hier eine große individuelle Spannbreite, so dass manche Kinder zu keinem Zeitpunkt ängstlich auf andere Menschen reagieren, während andere schon mit drei Monaten anfangen zu weinen, wenn sie von einer fremden Person angeschaut werden.

Eine gängige Erklärung für das Fremdeln ist, dass Kinder in diesem Alter lernen, vertraute von unvertrauten Personen zu unterscheiden. Tatsächlich können Kinder schon von Geburt an verschiedene Personen auseinanderhalten – zwar weniger durch visuelles Erkennen, dafür aber am Geruch, an der Stimme und der Art von Berührungen und Zuwendungen.[7] Das Fremdeln scheint eine Sicherheitsfunktion zu haben: Durch die sich parallel vollziehenden motorischen Entwicklungsschritte wird der Aktionsradius, in dem sich Kinder bewegen, deutlich größer und sie können sich weiter von ihren Bezugspersonen entfernen. Dies vermehrt auch die Gefahren, denen Kinder ausgesetzt sind. Durch das Fremdeln sorgt die Natur sozusagen dafür, dass sich die Kinder in Situationen mit unvertrauten Personen an diejenigen halten, die auch in der Vergangenheit zuverlässig für sie da waren und ihnen Sicherheit und Schutz gegeben haben.[7]

Neben dem Fremdeln gibt es eine weitere Form der Ängstlichkeit, die ebenfalls einen ganz normalen Entwicklungsschritt darstellt: die Trennungsangst. Sie äußert sich, indem ein Kind anfängt zu weinen, wenn eine vertraute Person sich aus der direkten Umgebung entfernt. Diese Form der Angst ist bei ein- bis dreijährigen Kindern am stärksten ausgeprägt und nimmt nach dem dritten Lebensjahr langsam wieder ab, wobei es auch in der weiteren Entwicklung häufig Phasen oder Konstellationen gibt, in denen Trennungsängste erneut verstärkt auftreten. Dies können Übergänge wie der Kindergarten- oder Schuleintritt sein, aber auch Trennungserfahrungen wie z. B. ein Umzug, die Trennung der Eltern oder die (Wieder-)Aufnahme einer Berufstätigkeit.

Darüber hinaus fürchten sich Drei- und Vierjährige oftmals vor der Dunkelheit oder dem Alleinsein; viele Kinder haben auch Angst, vom Auto überfahren zu werden, aus der Höhe irgendwo herunterzufallen oder sich generell zu verletzen.

Dass manche Kinder aber ängstlicher reagieren als andere, hängt von vielen Faktoren ab. Zunächst spielt das Alter eine wichtige Rolle. Je älter Kinder werden, umso leichter können sie sich von den Eltern trennen, ihre Umgebung erkunden und mit anderen Kindern oder Erwachsenen in Kontakt treten. Sie erlangen eine immer klarere

Vorstellung von Raum und Zeit, können Abläufe besser abschätzen und Absprachen verstehen.

Andere wichtige, genetisch bedingte Einflussfaktoren sind das Temperament und die Persönlichkeit des Kindes. Manche Kinder reagieren schon als Säuglinge sehr stark auf Außenreize und sind schnell physiologisch hoch erregt oder haben Probleme, wieder von einem Erregungszustand »herunterzukommen«, während sich andere Babys wiederum scheinbar durch nichts aus der Ruhe bringen lassen.

Neben solchen angeborenen Faktoren hat aber auch das Verhalten der Eltern in fremden Situationen oder im Kontakt mit anderen Menschen einen Einfluss auf die Entstehung und Aufrechterhaltung von Ängstlichkeit und sozialer Gehemmtheit. Sind Eltern selbst unsicher bzw. meiden solche Erfahrungen, hat das Kind andere Voraussetzungen als bei Eltern, die häufig viele Menschen um sich herum haben und offen mit unbekannten Situationen umgehen.

Ebenso kann der elterliche Erziehungsstil eine wichtige Rolle spielen: Ein überbehütender und überfürsorglicher Erziehungsstil, der sich unter anderem darin äußert, dass ein Kind nur geringen Handlungsspielraum hat, die kindliche Selbstständigkeit nur wenig unterstützt wird und Ablösungsprozesse verhindert werden, kann bei Kindern zu vermehrter Ängstlichkeit führen. Für die Herausbildung dieses Erziehungsstils können ungelöste Abhängigkeits- und Autonomiekonflikte mit den eigenen Eltern mitverantwortlich sein oder auch besonders schwierige Umstände in der Schwangerschaft, bei der Geburt oder in den ersten Lebensmonaten des Kindes (z.B. Komplikationen vor oder während der Geburt, Frühgeburten, vermehrtes Schreien). Dabei können Eltern beispielsweise das Gefühl entwickeln, ihr Kind in besonderem Maße beschützen zu müssen, oder sie fühlen sich für den ungünstigen Start ins Leben mitschuldig und entwickeln infolgedessen eine sehr enge Bindung an ihr Kind.

Schließlich kann es auch vorkommen, dass Eltern das ängstliche Verhalten ihres Kindes unbewusst verstärken, z. B. wenn sie die eigene Unsicherheit und Überforderung in Trennungssituationen stark betonen.

Was kann man tun? Zunächst sollten Sie Ihr Kind genau beobachten. Welche Art von Angst zeigt Ihr Kind und wann tritt sie verstärkt auf? Handelt es sich um eine der beschriebenen »typischen« Ängste, dann sollten Sie etwas Geduld haben und abwarten, ob sich in den nächsten Monaten Veränderungen ergeben. Nach Möglichkeit sollten Sie Ihr Kind in dieser Zeit nicht verstärkt den angstbesetzten Situationen aussetzen und in betreffenden Momenten verständnisvoll, aber nicht übertrieben reagieren. Hat Ihr Kind beispielsweise Angst vor Fremden und Sie akzeptieren dies, kann es lernen, dass Sie es in »bedrohlichen« Erfahrungen beschützen werden. Auf dieser Vertrauensgrundlage wird es seine Umgebung schnell wieder erforschen und immer mutiger werden.

Es gibt aber auch andere Konstellationen, in denen es unvermeidlich ist, Kinder einer Angst auszusetzen, bzw. in denen es (vor allem älteren) Kindern auch zugetraut werden kann, angstbesetzte Erfahrungen selbst oder mit etwas Unterstützung durch die Eltern zu bewältigen. Beispiele hierfür sind die Eingewöhnung in den Kindergarten oder nächtliches Alleinsein im eigenen Zimmer. Oft hat es sich bewährt, ein Belohnungssystem zu entwickeln, das mit den Kindern abgesprochen wird: Zum Beispiel bekommt das Kind jede Nacht, in der es alleine in seinem Zimmer einschläft, einen Stempel, einen Aufkleber, ein Kindertattoo o.Ä., und wenn es eine bestimmte Zahl erreicht hat, gibt es noch mal eine Extra-Belohnung.

Vor allem ist es wichtig, geplante Trennungen mit dem Kind zu besprechen und ihm das Gefühl zu vermitteln, dass Sie ihm die Trennung zutrauen und diese befürworten. Im Anschluss oder bei der Rückkehr sollten Sie dem Kind die nötige Zuwendung und Nähe geben, die es in diesem Moment braucht.[12] Wenn Sie selbst zögerlich sind, sollte eine solche Trennung entweder durch eine andere vertraute Person durchgeführt werden oder Sie sollten eine Variante finden, die Sie selbst unterstützen und mit der Sie sich wohlfühlen.

Professionelle Hilfe sollten Sie sich als Eltern vor allem dann suchen, wenn Sie merken, dass die Ängstlichkeit oder Ängste Ihres Kindes dessen normalen Lebensalltag stark einschränken, oder wenn Sie das Gefühl haben, dass Sie selbst sehr starke Probleme haben, sich von Ihrem Kind zu lösen.

Abschließende Worte

In diesem Buch haben wir versucht, Antworten auf einige wichtige Fragen zu geben, die sich während der Schwangerschaft und der ersten drei Jahre mit einem Kind häufig stellen, sowie Impulse zu setzen, die es jungen Eltern erleichtern sollen, eigene Wege zu gehen.

Wir freuen uns, wenn uns dies gelungen ist und wir Ihnen damit Hilfe und Orientierung geben konnten, und hoffen, dass wir mit der Auswahl unserer Fragen die Themen angesprochen haben, die Sie gerade beschäftigen.

Natürlich ließen sich viele weitere Bereiche oder Aspekte nennen, die Fragen aufwerfen. Schon allein aufgrund des Buchumfangs war hier eine begrenzte Auswahl notwendig; wir bitten um Nachsicht, wenn für Sie wichtige und drängende Fragen nicht behandelt wurden.

Bedanken möchten wir uns zum Schluss noch bei den vielen Familien, die im Laufe der Jahre die *Babysprechstunde Osnabrück* aufgesucht und uns damit auch die Gelegenheit zu fruchtbarem und bereicherndem Austausch gegeben haben, sowie bei den vielen Mitarbeitern und Unterstützern der *Babysprechstunde Osnabrück*, die allesamt mitgeholfen haben, dass diese Beratungseinrichtung existiert und sie sich so gut entwickeln konnte.

Unser besonderer Dank geht an Hera Schulte Westenberg, Susann Bernhold, Hanna Plaumann und Heidi Keller für die vielen hilfreichen Anregungen sowie an Caren Hummel für die freundliche und kompetente Unterstützung und Begleitung beim Entstehen dieses Buches.

Literatur- und Quellenangaben nach Kapiteln

Kapitel 1

1 Chasiotis, A. (2008). Zur Evolutionspsychologie der ersten drei Lebensjahre: Theoretische Grundlagen, empirische Befunde und praktische Konsequenzen. In J. Borke & A. Eickhorst (Hg.), *Systemische Entwicklungsberatung in der frühen Kindheit* (S. 60–83). Wien: Facultas/UTB.

2 Keller, H. & Chasiotis, A. (2008). Entwicklung im Spannungsfeld zwischen Natur und Kultur. In M. Hasselhorn & R. K. Silbereisen (Hg.), *Enzyklopädie der Psychologie. Band 4: Entwicklungspsychologie des Säuglings- und Kleinkindalters* (S. 531–570). Göttingen: Hogrefe.

3 Keller, H. (1992). The development of exploratory behavior. *German Journal of Psychology, 16*(2), 120–140.

4 Grossmann, K. E., Grossmann, K., Kindler, H., Scheuerer-Englisch, H., Spangler, G., Stöcker, K., Suess, G. J. & Zimmermann, P. (2003). Die Bindungsteorie: Modell, entwicklungspsychologische Forschung und Ergebnisse. In H. Keller (Hg.), *Handbuch der Kleinkindforschung (3. Aufl.)* (S. 223–282). Bern: Huber.

5 Largo, R. H. (2006). *Babyjahre*. München: Piper.

6 Michaelis, R. (2006). *Die ersten fünf Jahre im Leben eines Kindes*. München: Knaur.

7 Szagun, G. (2008). *Sprachentwicklung beim Kind*. Weinheim: Beltz.

8 Keller, H. (2007). *Cultures of infancy*. Mahwah, NJ: Lawrence Erlbaum.

9 Abels, M. (2008). Kulturvergleichende Grundlagen frühkindlicher Regulationsprozesse. In J. Borke & A. Eickhorst (Hg.), *Systemische Entwicklungsberatung in der frühen Kindheit* (S. 44–59). Wien: Facultas/UTB.

10 Kriz, J. (2008). Systemische Grundlagen der Eltern-Kleinkind-Beratung. In J. Borke & A. Eickhorst (Hg.), *Systemische Entwicklungsberatung in der frühen Kindheit* (S. 23–43). Wien: Facultas/UTB.

1 Johnson, M. C. (2000). The View from the *Wuro*: A Guide to Child Rearing for Fulani Parents. In J. DeLoache & A. Gottlieb (Hg.), *A Wold of Babies* (S. 171–198). New York: Cambridge University Press.
2 Filipp, S.-H. (Hg.) (1995). *Kritische Lebensereignisse (3. Auflage)*. Weinheim: Beltz.
3 Reichle, B. & Franiek, S. (2008). Auch positive Ereignisse erfordern Bewältigung: Prävention von Partnerschaftsproblemen nach dem Übergang zur Elternschaft. In J. Borke & A. Eickhorst (Hg.), *Systemische Entwicklungsberatung in der frühen Kindheit* (S. 273–293). Wien: Facultas/UTB.
4 Fthenakis, W. E., Kalicki, B. & Peitz, G. (2002). *Paare werden Eltern. Die Ergebnisse der LBS-Familien-Studie*. Opladen: Leske + Budrich.
5 Riecher-Rössler, A. & Hofecker Fallahpour, M. (2003). Die Depression in der Postpartalzeit: eine diagnostische und therapeutische Herausforderung. *Schweizer Achiv für Neurologie und Psychiatrie, 154*, 106–115.
6 Frodi, A. M., Lamb, M. E., Leavitt, L. A. & Donovan W. L. (1978). Fathers' and Mothers' Responses to Infant Smiles and Cries. *Infant Behavior and Development*, *1*(1), 187–198.
7 Grossmann, K., Grossmann, K. E., Fremmer-Bombik, E., Kindler, H., Scheuerer-Englisch, H. & Zimmermann, P. (2002). The uniqueness of the child-father attachment relationship: Fathers' sensitivity and challenging play as a pivotal variable in a 16-year longitudinal study. *Social Development, 11*, 307–331.
8 Huch, R. & Largo, R. H. (2008). *Schwangerschaft, Geburt & erste Babymonate*. Stuttgart: Trias.
9 Hrdy, S. B. (2000). *Mutter Natur*. Berlin: Berlin Verlag.
10 Bowlby, J. (1969). *Attachment and loss. Band 1: Attachment*. New York: Basic Books.
11 Otto, H. (2009). *Culture-specific attachment strategies in the Cameroonian Nso: Cultural solutions to a universal developmental task*. Dissertation, Universität Osnabrück. Veröffentlicht unter http://elib.ub.uni-osnabrueck.de/publications/diss/E-Diss881_thesis.pdf.
12 Papoušek, H. & Papoušek, M. (1995). Intuitive parenting. In M. H. Bornstein (Hg.), *Handbook of parenting, Band 2: Biology*

and ecology of parenting. (S. 117–136). Hillsdale, N. J.: Erlbaum.

13 Papoušek, M., Schieche, M. & Wurmser, H. (Hg.) (2004). *Regulationsstörungen der frühen Kindheit. Frühe Risiken und Hilfen im Entwicklungskontext der Eltern-Kind-Beziehung*. Bern: Huber.

14 Borke, J. & Eickhorst, A. (Hg.) (2008). *Systemische Entwicklungsberatung in der frühen Kindheit*. Wien: Facultas/UTB.

15 Keller, H., Borke, J., Yovsi, R., Lohaus, A. & Jensen, H. (2005). Cultural orientations and historical changes as predictors of parenting behaviour. *International Journal of Behavioral Development, 29*(3), 229–237.

16 Keller, H., Lohaus, A., Völker, S., Cappenberg, M. & Chasiotis, A. (1999). Temporal contingency as an independent component of parenting behavior. *Child Development, 70*, 474–485.

Kapitel 3

1 Wurmser, H., Laubereau, B., Hermann, M., Papoušek, M. & von Kries, R. (2001). Excessive infant crying: Often not confined to the first 3 months of age. *Early Human Development, 64*, 1–6.

2 Wessel, M. A., Jackson, E. B., Cobb, J. C., Harris, G. S. & Detwiler, A. C. (1954). Paroxysmal fussing in infancy, sometimes called ›colic‹. *Pediatrics, 14*, 421–435.

3 Lehtonen, L., Gormally, S. & Barr, R. G. (2000). ›Clinical Pies‹ for etiology and outcome in infants presenting with early increased crying. In R. G. Barr, B. Hopkins & J. A. Green (Hg.), *Crying as a Sign, a Symptom and a Signal* (S. 67–95). London: Mac Keith Press.

4 Fries, M. (2000). *Unser Baby schreit Tag und Nacht: Hilfen für erschöpfte Eltern*. München: Reinhardt.

5 Hewlett, B. S., Lamb, M. E., Shannon, D., Leyendecker, B. & Schölmerich, A. (1998). Culture and early infancy among Central African foragers and farmers. *Developmental Psychology, 34*(4), 653–661.

6 Schumann, A. (2003). *Exzessives Schreien und Schlaf-Wach-Regulation im ersten Lebenshalbjahr*. Dissertation, Medizinische Fakultät, Ludwigs-Maximilians-Universität München.

7 Lucassen, P. L., Assendelft, W., Gubbels, J., van Eijk, J., van Geldrop, W., & Knuistingh- Neven, A. (1998). Effectiveness of treatments of infantile colic: Systematic review. *British Medical Journal, 316,* 1563–1569.
8 Ziegler, M., Wollwerth de Chuquisengo, R. & Papoušek, M. (2004). Exzessives Schreien im frühen Säuglingsalter. In Papoušek, M., Schieche, M. & Wurmser, H. (Hg.), *Regulationsstörungen der frühen Kindheit* (S. 111–143). Bern: Huber.
9 St. James-Roberts, I., Conroy, S., & Wilsher, K. (1998). Clinical, developmental and social aspects of infant crying and colic. *Early Development and Parenting, 4,* 177–189.
10 St. James-Roberts, I. & Halil, T. (1991). Infant crying patterns in the first year: Normal community and clinical findings. *Journal of Child Psychology and Psychiatry, 32,* 951–968.

Kapitel 4

1 Largo, R. H. (2006). *Babyjahre*. München: Piper.
2 Wolke, D. (1994). Häufigkeit und Persistenz von Ein- und Durchschlafproblemen im Vorschulalter: Ergebnisse einer prospektiven Untersuchung an einer repräsentativen Stichprobe in Bayern. *Praxis der Kinderpsychologie und Kinderpsychiatrie, 43,* 331–339.
3 Laucht, M., Esser, G. & Schmidt, M. H. (1992). Verhaltensauffälligkeiten bei Säuglingen und Kleinkindern: Ein Beitrag zu einer Psychopathologie der frühen Kindheit. *Zeitschrift für Kinder- und Jugendpsychiatrie, 20,* 12–21.
4 Anders, T. F., Halpern, L. & Hua, J. (1992). Sleeping through the night: A developmental perspective. *Pediatrics, 90,* 554–560.
5 Fegert, J. M., Schulz, J., Bergmann, R., Tacke, U., Bergmann, K. E. & Wahn, U. (1997). Schlafverhalten in den ersten drei Lebensjahren. *Praxis der Kinderpsychologie und Kinderpsychiatrie, 46,* 69–91.
6 Keller, H., Borke, J., Staufenbiel, T., Yovsi, R. D., Abels, M., Papaligoura, Z., Jensen, H., Lohaus, A., Chaudhary, N., Lo, W. & Su, Y. (2009). Distal and Proximal Parenting as two Alternative Parenting Strategies during Infant's Early Months of Life. A Cross-Cultural Study. *International Journal of Behavioral Development, 33*(5), 412–420.

7 Tufnell, C. S., Petersen, S. A., & Wailoo, M. P. (1996). Higher rectal temperatures in co-sleeping infants. *Archive of Disease in Childhood, 75*, 249–250.
8 McKenna, J. J., Mosko, S. S., Richard, C. A., Drummond, S., Hunt, L., Cetel, M. B. & Arpaia, J. (1994). Experimental studies of infant-parent co-sleeping: mutual physiological and behavioral influences and their relevance to SIDS (sudden infant death syndrome). *Early Human Development, 38*(3), 187–201.
9 McKenna, J. J., Mosko, S. S., & Richard, C. A. (1997). Bedsharing promotes breastfeeding. *Pediatrics, 100*, 214–219.
10 Stein, M. T., Colarusso, C. A., McKenna, J. J., & Powers, N. G. (2001). Cosleeping (bedsharing) among infants and toddlers. *Journal of Developmental and Behavioral Pediatrics, 22*, 67–71.
11 Abels, M. (2008). Kulturvergleichende Grundlagen frühkindlicher Selbstregulationsprozesse. In J. Borke & A. Eickhorst (Hg.), *Systemische Entwicklungsberatung in der frühen Kindheit* (S. 44–59). Wien: Facultas/UTB.
12 Schieche, M., Rupprecht, C. & Papoušek, M. (2004). Schlafstörungen: Aktuelle Ergebnisse und klinische Erfahrung. In: Papoušek, M., Schieche, M. & Wurmser, H. (Hg.), *Regulationsstörungen der frühen Kindheit* (S. 145–170). Bern: Hans Huber.
13 Jenni, O. G. & LeBourgeois, M. K. (2006). Understanding sleep-wake behavior and sleep disorders in children: the value of a model. *Current Opinion in Psychiatry, 19*(3), 282–287.
14 Renz-Polster, H. (2009). *Kinder verstehen. Born to be wild: Wie die Evolution unsere Kinder prägt*. München: Kösel.

Kapitel 5

1 Kersting, M. & Dulon, M. (2001). Über das Stillen in Deutschland. In Bundeszentrale für gesundheitliche Aufklärung (Hg.), *Stillen und Muttermilchernährung* (S. 269–278). Köln: BzgA.
2 Talayero, J. M. P., Lizán-García, M. D., Otero Puime, A., Benlloch Muncharaz, M. J., Beseler Soto, B., Sánchez-Palomares, M., Serrano, L. S., Landa Rivera, L. (2006). Full breastfeeding and hospitalization as a result of infections in the first year of life. *Pediatrics, 118*(1), 92–99.
3 Horta, B. L., Bahl, R., Martines, J. C. & Victoria, C. G. (2007).

Evidence on the long-term effects of breastfeeding. Systematic reviews and meta-analyses. Genf: World Health Organization.
4 Perl, F. M. & Zittermann, A. (2003). Auswirkungen des Stillens auf die Gesundheit der Mutter. In V. Scherbaum, F. M. Perl & U. Kretschmer (Hg.), *Stillen. Frühkindliche Ernährung und reproduktive Gesundheit* (S. 315–326). Köln: Deutscher Ärzte Verlag.
5 Kersting, M. & Dulon, M. (2001). Über das Stillen in Deutschland. Bundeszentrale für gesundheitliche Aufklärung (Hg.), *Stillen und Muttermilchernährung* (S. 269–278). Köln: BzgA.
6 Von der Ohe, G. (2007). Brust oder Flasche – wie möchten Sie Ihr Kind ernähren? *Kidsgo, 2007.* Url [23.02.09]: www.bdl-stillen.de.
7 Largo, R. H. (2006). *Babyjahre.* München: Piper.
8 Wie man sein Kind nicht zu einem schlechten Esser macht. Url [05.05.09]: http://windeln-und-musik.blogspot.com/2007/02/wie-man-sein-kind-nicht-zu-einem.html.

Kapitel 6

1 NICHD Early Child Care Research Network (1997). The effects of infant child care on infant-mother attachment security: results of the NICHD study of early child care. *Child Development, 68*(5), 860–879.
2 Niesel, R. (2006). Betreuung und Bildung für Kinder unter drei Jahren – Eine gesellschaftliche Herausforderung. *klein & groß*, 6, 7–10.
3 Ahnert, L., Rickert, H. & Lamb, M. E. (2000): Shared caregiving: comparisons betweeen home and child care settings. *Developmental Psychology, 36*(3), 339–351.
4 Textor, M. R. (2008). Kinderkrippe oder Tagesmutter? In: Das Familienhandbuch des Staatsinstituts für Frühpädagogik (IFP). Url (05.12.2008): www.familienhandbuch.de.
5 Ahnert, L., Gunnar, M. R. & Lamb, M. E. (2004). Transition to child care: associations with infant-mother attachment, infant negative emotion and cortisol elevations. *Child Development, 75*(3), 639–650.
6 Laewen, H.-J., Andres, B. & Hédervári, É. (2006). *Ohne Eltern geht es nicht: Die Eingewöhnung von Kindern in Krippen und Tagespflegestellen (4. Aufl.).* Berlin: Cornelsen Verlag Scriptor.

7 Laewen, H.-J., Hédervári, É. & Andres, B. (2003). *Die ersten Tage: Ein Modell zur Eingewöhnung in Krippe und Tagespflege (4. erw. Aufl.)*. Berlin: Cornelsen Verlag Scriptor.

Kapitel 7

1 Bueb, B. (2006). *Lob der Disziplin – Eine Streitschrift*. Berlin: List.
2 Baumrind, D. (1989). Rearing competent children. In W. Damon (Hg.). *Child development today and tomorrow* (S. 349–378). San Francisco: Jossey-Bass.
3 Schulz von Thun, F. (1998). *Miteinander reden 1 + 2*. Hamburg: Rowohlt.
4 Bünder, P., Sirringhaus-Bünder, A. & Helfer, A. (2009). *Lehrbuch der Marte-Meo-Methode*. Göttingen: Vandenhoeck & Ruprecht.
5 Juul, J. (2005). *Das kompetente Kind*. Hamburg: Rowohlt.
6 Michaelis, R. (2006). *Die ersten fünf Jahre im Leben eines Kindes*. München: Knaur.
7 Largo, R. H. (2006). *Babyjahre*. München: Piper.
8 Bischof-Köhler, D. (1989). *Spiegelbild und Empathie. Die Anfänge der sozialen Kognition*. Bern: Huber.
9 Gopnik, A., Meltzoff, A. & Kuhl, P. (2003). *Forschergeist in Windeln*. München: Piper.
10 Keller, H., Yovsi, R., Borke, J., Kärtner, J., Jensen, H. & Papaligoura, Z. (2004). Developmental Consequences of Early Parenting Experiences: Self Recognition and Self Regulation in Three Cultural Communities. *Child Development, 75*(6), 1745–1760.
11 Brazelton, T. B. (1999). *Die Hürden der ersten Lebensjahre – Ein Kind wächst auf*. Stuttgart: Klett-Cotta.
12 Papoušek, M., Schieche, M. & Wurmser, H. (Hg.) (2004). *Regulationsstörungen der frühen Kindheit. Frühe Risiken und Hilfen im Entwicklungskontext der Eltern-Kind-Beziehung*. Bern: Huber.